María-José Varela Salinas/Bernd Meyer (eds.)
Translating and Interpreting Healthcare Discourses/
Traducir e interpretar en el ámbito sanitario

Klaus-Dieter Baumann/Hartwig Kalverkämper/Klaus Schubert (Hg.)
TRANSÜD.
Arbeiten zur Theorie und Praxis des Übersetzens und Dolmetschens
Band 79

María-José Varela Salinas/Bernd Meyer (eds.)

Translating and Interpreting Healthcare Discourses / Traducir e interpretar en el ámbito sanitario

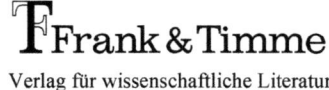

Verlag für wissenschaftliche Literatur

Umschlagabbildung: Acueducto del Águila aus dem 19. Jahrhundert in der Provinz Málaga (Andalusien, Spanien), in der Nähe von Nerja an der Südküste Spaniens, mit insgesamt vier Stockwerken. «La ville de Nerja» de Seamus Murray – http://www.flickr.com/photos/seamusnyc/ 282555316/. Disponible bajo la licencia CC BY 2.0 vía Wikimedia Commons – https://commons.wikimedia.org/wiki/File: La_ville_de_Nerja.jpg#/media/File:La_ville_de_Nerja.jpg

ISBN 978-3-86596-367-3
ISSN 1438-2636

© Frank & Timme GmbH Verlag für wissenschaftliche Literatur
Berlin 2015. Alle Rechte vorbehalten.

Das Werk einschließlich aller Teile ist urheberrechtlich geschützt. Jede Verwertung außerhalb der engen Grenzen des Urheberrechtsgesetzes ist ohne Zustimmung des Verlags unzulässig und strafbar. Das gilt insbesondere für Vervielfältigungen, Übersetzungen, Mikroverfilmungen und die Einspeicherung und Verarbeitung in elektronischen Systemen.

Herstellung durch Frank & Timme GmbH,
Wittelsbacherstraße 27a, 10707 Berlin.
Printed in Germany.
Gedruckt auf säurefreiem, alterungsbeständigem Papier.

www.frank-timme.de

Contents/Índice

María-José Varela Salinas & Bernd Meyer
Prologue 7

Juan Jesús Zaro Vera
Prólogo 11

Carmen Acuña Partal
La aportación de Cádiz a la historia de la traducción médica
en la España del siglo XIX 17

Encarnación Postigo Pinazo
En busca de una interpretación de calidad en el ámbito sanitario 31

Mieke Van Herreweghe
Sign language interpretation in health care situations in Flanders 59

Marco A. Fiola
Medical Interpreting in Canada: a beacon or a glimmer of hope? 77

Jean Muñoz
Para una estrategia de la interpretación en ambiente hospitalario.
El caso de la Polinesia 97

Elena Martín Plaza
Traducción e interpretación ante una alerta sanitaria internacional 115

Tanagua Barceló Martínez
La traducción jurada de textos biosanitarios 133

Emilio Ortega Arjonilla
Algunas reflexiones teórico-prácticas sobre la traducción
de textos médicos especializados del francés al español 157

Ana Belén Martínez López
About the practice of translating specialized medical texts
from English into Spanish 187

Ana Isabel García Esteban & María-José Varela Salinas
El accidente cerebrovascular (ACV) y su tratamiento terminológico
desde la perspectiva fisioterápica. Creación de un glosario
básico español-inglés.. 201

Esperanza Macarena Pradas Macías & María-José Varela Salinas
Applying a linguistic analysis model for identifying specialised texts:
The example of the clinical history 225

Prologue

Medical translators and interpreters make communication easier among patients, physicians, nurses and other healthcare providers who often have limited foreign language proficiency. They also facilitate communication among experts of different languages as well as that from specialists to lay people. The need for intercultural healthcare communication has grown swiftly in the last decade. One of the reasons for this growth is that immigration has increased in Europe during the last years for different reasons. Most of the recently arrived immigrants have limited proficiency in the language of the countries where they start their new life, which have become a challenge for healthcare provision. A high number of studies have found that inadequate foreign language services can negatively affect access to and quality of healthcare and may lead to serious health consequences. With special knowledge of medical terminology, processes and privacy rules, trained medical interpreters and translators help to achieve better results in the healthcare setting. In fact, statistics show that the lack of command of a foreign language is a major factor in cases of misdiagnosis and instances of poor treatment at hospitals, along with delays in service and access to preventive care as well as information to the patient. When professional interpreters and translators are hired, communication improves in healthcare settings, patients are better informed and looked after.

One of the major research topics in the field is that focussing on errors in the interpreting product when non-professional interpreters, like relatives or healthcare staff, assume that task, and on the clinical significance of advocacy. Thus, training models have been and are still being developed in order to counteract these situations and to define the interpreter's role and the quality expectations of their potential clients.

This involves the question of the institutional status of the interpreter and the decision of who may interpret, as well as the assessment of communicative practices and interpreting needs in healthcare institutions. A proper awareness of this situation is still necessary in some countries; and even in institutions with many facilities in other areas, sometimes foreign language problems are still quite ignored. On the other hand, cultural problems in communication are not always taken into account, whereas it should be acknowledged that cultural information provided by a professional interpreter in addition to linguistic interpretation of the message given may contribute to fully attain accurate communication in healthcare situations.

Some healthcare systems like the ones depending on the Regional Spanish governments have begun to introduce different sorts of remote interpreting services, using new technologies, as is the case of telephone interpreting, but there is still a demand of professional face-to-face interpreting because in some situations, as when dealing with children or in mental health settings, it has proved to be more suitable for interaction. In other situations, as in sign language interpreting, it would even be impossible.

As a matter of fact, interpreting for the deaf or for people with mental health problems are also issues that are being considered more and more important. Sign language interpretation is indeed becoming part of the interpreting services offered by numerous American and Canadian institutions, and is also being introduced in European healthcare systems, though it will still require further implementation and improvement.

For all these reasons, it is crucial to determine which aspects interpreter training should include and which criteria a certified interpreter should fulfil. While healthcare is a highly regulated field, medical interpretation currently often lacks any kind of standardization. A point to be taken into account in this compilation of research works should be the standards and the pathway to the setting up of certifications for medical interpreters and their official recognition.

Nevertheless, in an attempt to meet the needs for interpreters, there have been important advances in professional practice in and research on community interpreting in the course of the recent years. And in fact, there is an urgent need to consolidate the profession because medical settings are essential professional fields for interpreters. Yet, more research has to be devoted to this particular area. Thus, relevant issues such as how to deal with cultural dimensions of community interpreting or with the problems public health emergencies of international concern can produce, should be delved into.

Medical translation can also be complex and challenging because of diverse reasons, most of them related to terminological or text type features as well as formal conventions and phraseology of those texts. The present volume also deals with some of these aspects. Furthermore, there are several related topics like the sworn translation of documents extended by the public health system or translating as a way of transmitting medical knowledge included in this monograph.

It is the wish of the editors that this book may contribute to the exchange of experiences between scientists, practitioners and trainers, presenting some of the results of the recent work in the field of translation and interpreting in healthcare situations.

Bernd Meyer

María-José Varela Salinas

Prólogo

"I hoped for a miracle, but most of all, I hoped for someone to truly understand what I was going through". Lurlene McDaniel, *One Last Wish* (1998:29)

Esta obra ha reunido a un buen número de investigadores, expertos en el estudio de discursos especializados en el ámbito de la traducción y a la interpretación biosanitaria. Contiene una compilación de trabajos de gran rigor científico que suponen una aportación realmente novedosa a esta línea de investigación.

La atención a la salud y la labor del intérprete social o del traductor que se ocupa de facilitar la comunicación oral o de traducir los textos relativos al ámbito médico constituyen deberes inherentes al ser humano desde el inicio de los tiempos. Muestra de ello lo constituyen el buen número de papiros que se conservan dedicados a distintas enfermedades en el antiguo Egipto desde el tercer milenio a. C. Igualmente, como afirma Galán (2011:296), al final de la dinastía VI (2250 a.C.) las inscripciones funerarias en la tumba de Harkhuf, alto funcionario egipcio y nomarca de Asuán en la Región de Elefantina, lo denominan como "supervisor de los intérpretes"[1].

Por consiguiente, podemos afirmar que los discursos especializados relacionados con la salud reciben atención desde épocas inmemoriales. En la actualidad, la calidad de la traducción e interpretación en este campo se ve incrementada gracias a las nuevas tecnologías, el aumento de recursos y la interdisciplinariedad del ámbito científico y la comunicación intercultural.

La obra se inicia con **un primer bloque** en un escenario histórico más cercano con el capítulo de Carmen Acuña Partal centrado en la actividad traductora en la provincia de Cádiz en el siglo XIX. Este capítulo, enmarcado en un ambicioso proyecto de investigación de Excelencia denominado "La traducción como actividad editorial en la Andalucía del siglo XIX: Catálogo y archivo digitalizado (PO6-HUM-1511)", proporciona un valioso testimonio de la actividad médica y

---

[1] www.usc.es/revistas/index.php/**semata**/article/download/175/34_SEMATA, ISSN 1137-9669, 2011, vol. 23: 295-313

traductora del Real Colegio de Cirugía de la Armada de Cádiz, creado en 1748 con la finalidad de entrenar cirujanos para la flota de Indias. En este estratégico enclave se potenciará la colaboración con prestigiosas escuelas médicas europeas e internacionales. La labor traductora parte del afán de modernización y de utilización de textos foráneos y traducciones en la formación de los médicos. La autora, verdadera especialista en este tema, ofrece una rigurosa y detallada relación de la labor traductora tanto vinculada al Real Colegio de Cirugía de Cádiz como a otras instituciones de la ciudad, que contribuyó a la recepción y difusión de las ideas científicas más avanzadas de Europa en esa época.

Si bien la labor del traductor médico es fundamental en las disciplinas científicas, la comunicación real en este ámbito constituye una necesidad perentoria para la atención al paciente. El **segundo bloque** del volumen se ocupa precisamente de la formación de intérpretes. La citada formación de los intérpretes profesionales se ha empezado a reivindicar especialmente desde la década de los 80 donde surgieron iniciativas como *Critical Link* que la defienden a nivel global con numerosas publicaciones y reuniones científicas. No en vano autores como Martin (2006) analizan la precariedad de la atención a usuarios en los servicios públicos, entre ellos la atención a los pacientes. En este sentido, el segundo capítulo de Encarnación Postigo Pinazo explora, mediante la administración de exhaustivos cuestionarios anónimos, el testimonio de estudiantes de interpretación con respecto a sus hábitos de trabajo, sus prioridades al realizar una interpretación y sus conocimientos prácticos sobre la interpretación médica y los recursos que conocen para este fin. Estos cuestionarios, distribuidos en diferentes universidades del ámbito nacional e internacional, proporcionan datos de interés para los docentes de la disciplina y ponen de manifiesto la necesidad de profundizar en la formación en el campo médico.

La interpretación en comunidades multilingües ha suscitado un buen número de iniciativas de mejora para la calidad de los servicios de interpretación. El **tercer bloque** de este volumen aporta la visión de prestigiosos investigadores, precisamente de entornos multilingües. Se inicia con el capítulo de Mieke Van Herreweghe, de la Universidad de Gante en Bélgica. Constituye una inestimable aportación que aborda la interpretación de lengua de signos en Flandes y la problemática que se debe afrontar en aspectos como la formación de intérpretes, dilemas éticos, aspectos legales y la definición del papel del intérprete de lengua de signos tanto para el usuario como para el proveedor de servicios. Como bien afirma la autora, este trabajo supone una reivindicación a favor de los intérpretes.

A continuación, Marco Fiola de la Universidad de Ryerson en Toronto y miembro fundador de *Critical Link* ofrece una visión crítica de la situación canadiense. El autor, que está involucrado en numerosos proyectos para mejorar la situación de la interpretación en ese país plurilingüe, reivindica, tras definir el concepto de profesión, las condiciones y requisitos de certificación necesarios para que la interpretación comunitaria en Canadá consiga totalmente un *estatus* profesional.

El tercer trabajo está dedicado a la interpretación sanitaria en la Polinesia Francesa, concretamente en Tahití, donde Jean Muñoz desarrolla su labor docente e investigadora. El autor se remonta a la investigación que desarrolló en la Universidad de Rennes, donde participó en la creación de una diplomatura de estudios superiores en la interpretación especializada y, en particular, en el ambiente hospitalario, de forma que hubo una estrecha colaboración desde 1994 a 2000 entre el Hospital de Rennes (CHU) y la facultad de Farmacia. Abunda en la descripción de la situación en Francia, donde se reclutan más médicos extranjeros que franceses en el ámbito de las urgencias y que se ven forzados a prestar servicios lingüísticos y a utilizar sus conocimientos de las culturas y religiones para colaborar estrechamente con los intérpretes. El autor incide en la dificultad de disponer de intérpretes en los servicios de urgencias, como en el caso de Francia, especialmente para las lenguas minoritarias. Su propuesta, que califica como utópica y en los albores de su uso, se refiere a la optimización de las tecnologías de la comunicación global para acceder a empresas de intérpretes y a profesionales sanitarios que facilitarían y agilizarían la comunicación, al poder disponer con inmediatez de intérpretes de prácticamente la totalidad las lenguas del mundo. El trabajo continúa con un detallado análisis de la situación de la interpretación médica en Tahití, donde el autor realiza sus funciones tanto en el ámbito académico como en el de la interpretación profesional. Refleja la problemática de los profesionales de la medicina ante una realidad multilingüe y multiétnica, donde incluso las diferencias horarias dificultarían la conexión con empresas de traducción europeas. Por último reivindica, al igual que Fiola y Van Herreweghe, un estatus profesional para los intérpretes del ámbito hospitalario y que la interpretación se ha de transformar en una exigencia política con su organización propia.

El **cuarto bloque** está relacionado con el crecimiento exponencial de la movilidad poblacional, y constituye otro de los hitos de interés en el ámbito de la medicina y la prevención. El caso de España constituye un referente de estudio que se mantiene estable como destino internacional de turistas y de inmigración, atraída sobre todo por prometedoras perspectivas laborales aunque en menor medida desde el inicio de la recesión económica en lo que se refiere a la inmigración. Elena Plaza, diplomada en enfermería, licenciada en Traducción e Interpretación y funcionaria de la Delegación de Medicina Exterior de la provincia de Málaga presenta un valiosísimo testimonio tomado de la realidad profesional de intérpretes que desarrollan su labor en este campo y de la necesidad de una intervención rigurosa en el caso de la atención a viajeros cuando se dan alertas internacionales debido a pandemias. La autora cuestiona hasta qué punto estamos preparados para acometer actuaciones eficaces y analizando el caso la alerta sanitaria internacional que originó la gripe pandémica H1N1 en 2009. Igualmente, reivindica la necesidad de que la entrada en vigor del nuevo Reglamento de Salud Internacional que tuvo lugar en 2005, debe ir acompañado de un compromiso en materia de vigilancia y de alerta y respuesta ante brotes epidémicos entre gobiernos, organismos de las Naciones Unidas, industrias y empresas del sector privado, asociaciones profesionales, instituciones universitarias, centrales de medios y la sociedad civil. Y para que ese compromiso sea efectivo, se debe garantizar en primer lugar el buen entendimiento entre todos los actores; algo que no será posible sin una correcta mediación lingüística.

La traducción biosanitaria constituye el eje del **quinto bloque** del volumen. En primer lugar, el capítulo de Tanagua Barceló Martínez se ocupa de los textos biosanitarios en relación con la traducción jurada. La autora revisa las tipologías textuales que se suelen traducir en este contexto. Igualmente señala cómo esta frecuencia está relacionada con condicionantes y tendencias sociales. A continuación, propone dónde se debería ubicar la enseñanza-aprendizaje de la traducción jurada de textos biosanitarios, decantándose por su inclusión en la docencia de la traducción jurídica. Aboga por enfoques integradores en la docencia que contemplen la demanda del mercado profesional.

El segundo trabajo de Emilio Ortega Arjonilla trata sobre la caracterización de las dificultades que presenta la traducción de textos médicos especializados del francés al español. El autor establece comparaciones entre los textos biosanitarios en inglés, francés y español desde un punto de vista lingüístico, cultural terminológico y traductológico. Continúa con un análisis de los problemas de traducción originados por el uso de préstamos del inglés en la lengua francesa, para concluir con una propuesta didáctica que intenta ilustrar cuáles son algunos de los escollos más relevantes de la traducción médica del francés al español, entendida desde un punto de vista académico y profesional.

El tercer trabajo de Ana Belén Martínez López, que enumera los problemas de traducción de los textos médicos del inglés al español, se centra especialmente en una de las características más relevantes de la terminología médica, la prefijación y sufijación de origen culto. La autora analiza un buen número de ejemplos de los citados términos y las estrategias para una traducción correcta.

El cuarto trabajo de Ana Isabel García Esteban y María-José Varela Salinas se ocupa de una parte importante de la práctica profesional del traductor: la terminología. Concretamente se describe la compilación de dos subcorpus para la elaboración de un glosario (español-inglés) del accidente cerebrovascular desde la perspectiva del fisioterapeuta. Especial interés encierra este trabajo por confluir en una de las autores la condición tanto de fisioterapeuta como de traductora. La aportación práctica se ve complementada por una breve descripción de los elementos más característicos de los términos en cuanto a su formación.

El quinto y último trabajo de este bloque, a cargo de Esperanza Macarena Pradas Macías y de María-José Varela Salinas, aborda los problemas de traducción de la tipología textual de la historia clínica en el par de lenguas alemán y español y detalla la definición y estructura de dicha historia clínica en ambas lenguas. A continuación, se propone el análisis y traducción de dos historias clínicas, una referida a una enfermedad física y otra a una patología psíquica. Para el análisis de ambas historias clínicas se contemplan parámetros socioculturales y lingüísticos. Concluyen que no solo la situación comunicativa, sino también el tema de ese género textual suele suponer una diferencia tanto en el plano textual como en el plano léxico y el sintáctico. Partiendo del modelo lingüístico que proponen, consideran que éste es una herramienta válida para conocer los criterios que ayudan a la identificación de los parámetros textuales en ambas lenguas de trabajo y para revisar las posibles alteraciones en un texto especializado en general y en una traducción especializada en particular.

En definitiva, esta obra constituye una valiosa aportación al campo de los discursos especializados del lenguaje médico, que si bien ha recibido mucha atención en las últimas décadas, requiere una constante actualización de recursos y estrategias debido al imparable desarrollo del ámbito científico y técnico de la medicina, la aparición de nuevas patologías y el crecimiento de la movilidad de la población mundial, entre otros motivos. Todo ello constituye un cúmulo de múltiples factores e influencias que deben ser tenidos en cuenta para el diseño constante de recursos y metodologías en el ámbito académico y profesional. En definitiva, se trata de garantizar una comunicación efectiva de todos los actores con el paciente, ya se trate de textos escritos o de interacción oral.

Juan Jesús Zaro Vera
Catedrático de Traducción e Interpretación
Universidad de Málaga

La aportación de Cádiz a la historia de la traducción médica en la España del siglo XIX[1]

CARMEN ACUÑA PARTAL, Universidad de Málaga

1. Introducción

En un reciente análisis de la bibliografía sobre traducción e interpretación médica recogida en BITRA[2], Franco Aixelá (2010) señala que, de las más de 43.000 referencias que esta contiene en junio de 2010, 857 (un 2%) giran en torno a la traducción y la interpretación médica, al tiempo que echa en falta, en las entradas correspondientes a la historia de la traducción médica —centradas en especial en la Edad Media, "con una perspectiva netamente filológica y la transmisión del saber grecorromano a través del árabe como tema estrella" —, estudios que aborden tanto la historia moderna como la contemporánea:

> En países tradicionalmente importadores del saber biomédico como España, el estudio de qué textos biomédicos se han traducido (o no se han traducido) en cada momento histórico y cómo se han traducido podría ser muy revelador sobre la evolución de la propia sociedad de recepción, sus creencias e influencias (2010: 159).

En nuestra aproximación a la aportación de Cádiz a la historia de la traducción médica en la España del siglo XIX conjugamos esta perspectiva histórica con la opinión expresada por Agorni (2007:129) de que la actuación de los agentes e

---

[1] Este trabajo ha sido elaborado en el marco del Proyecto de Investigación I+D+i "La Traducción de Clásicos en su Marco Editorial: Una Visión Transatlántica (FFI2013-41743-P). Plan Nacional de Investigación, Desarrollo e Innovación Tecnológica. Financiado por el Ministerio de Economía y Competitividad del Gobierno de España. Responsable: Juan Jesús Zaro Vera.

[2] BITRA (Bibliografía de Interpretación y Traducción), base de datos bibliográfica abierta y en línea, Departamento de Traducción e Interpretación, Universidad de Alicante (España), http://www.ua.es/dpto/trad.int/base/index.html [Consulta: 15-4-2015].

instituciones implicados en las prácticas de traducción de un período concreto ha de analizarse, además, desde el enfoque que Tymoczko denomina *localism* (1999: 31-32), en tanto que metodología de investigación que permite conjurar los riesgos de la generalización:

> This approach works by grounding translation in its environment, and at the same time, stressing its connections with other translation or translation-like phenomena […] localism is at its best in historical and sociological analysis of translation phenomena, a kind of research in which attention is not restricted merely to the end products of the process of translation (that is translated texts), but is more productively directed towards the dialogic relations between products themselves and those complex social factors or agencies (individuals, institutions, communities, the market of translation, etc.) which make up the broad scenario of translation (Agorni 2007: 130-32).

Los *habitus* de los traductores, condicionados por sus respectivas trayectorias vitales y sociales (Bourdieu 1991), y su función como agentes culturales en la selección de traducciones guardan relación con las normas preliminares que Toury (1980: 53-54) entiende esclarecedoras de una política de traducción, "the factors affecting or determining the choice of works to be translated", de un periodo histórico concreto. El estudio y la catalogación realizados en este trabajo de las traducciones médicas del siglo XIX gaditano revelan una respuesta aproximativa a algunas de las cuestiones que Toury plantea en relación con la existencia de una política de traducción definida. La elección de las obras parece responder en buena medida a las necesidades observadas por unos médicos traductores que ejercieron y publicaron en esta cosmopolita ciudad atlántica durante el siglo XIX. Vinculados, en su mayor parte, a las instituciones médicas y educativas nacidas en la ciudad a partir de la fundación del Real Colegio de Medicina y Cirugía de la Armada en 1748, fueron clave en el desarrollo de la medicina en la España del siglo XIX, cuyo empuje les lleva a implicarse, a través del ejercicio de la escritura y la traducción de textos –mayoritariamente del francés por la preponderancia en Europa de la medicina gala–, no sólo en la formación de sus alumnos, sino también en la difusión en España de los conocimientos científicos más avanzados de la época, labor esta que compaginan con una encomiable práctica médica y docente desarrollada, en ocasiones, en circunstancias muy adversas, a la luz de lo acontecido en la propia historia del país y de la ciudad de Cádiz.

2. La vocación europeísta de las instituciones médicas del Cádiz del XIX

López Piñero identifica el Cádiz del siglo XIX con "el escenario fundamental de la introducción en España de la mentalidad anatomoclínica" (1976: 217-18 y 233-34), el principal centro de recepción de las contribuciones de la Escuela de París, amén de reunir el mérito de desempeñar, en la primera mitad del siglo, durante uno de los períodos de mayor decadencia de nuestra historia médica, el papel de puente entre dos grandes empresas renovadoras, la dirigida en el siglo XVIII por Pedro Virgili (1699-1766) —primer director del Real Colegio de Cirugía de la Armada de Cádiz y promotor de la renovación de la cirugía española—, y la encabezada cien años más tarde por un alumno de la Facultad de Medicina gaditana, el portuense Federico Rubio y Galí (1827-1902), considerado el profesional más importante de todo nuestro siglo XIX. Para Orozco (1974: 80), el afán de modernización del siglo XVIII gaditano, que propicia el contacto con las mejores escuelas médicas europeas, está en la base del alto prestigio nacional e internacional que alcanza desde su fundación en 1748 el Real Colegio, en respuesta a la necesidad urgente de formar cirujanos para la flota de Indias, con el que Cádiz se sumará al movimiento europeo de creación de instituciones paralelas a las facultades de medicina, formación caracterizada, según Albarracín (1988), por un aire innovador, entre cuyas principales características destaca "la utilización de libros foráneos como textos, con numerosas traducciones"(1988: 145).

En este movimiento de recepción y difusión de las ideas científicas será decisivo, en opinión de López Piñero (1976: 218), el condicionamiento socioeconómico, la existencia de una floreciente burguesía comercial que mantiene una comunicación con Europa excepcional en la España de la época. Expertos en la historia de Cádiz como Solís dan cuenta de la constante preocupación por el estudio y el alto nivel de preparación de que hace gala la ciudad, "como lo ponen de manifiesto las colecciones de arte, las bibliotecas, las tertulias y el amor al teatro", y nos describe una urbe interesada por las ciencias, materias sobre las que versan la mayoría de las traducciones de obras extranjeras que allí se realizan (2000/1969: 420-21).

Para Solís será esta rica tradición cultural la que sustentará a la sociedad gaditana en buena medida a lo largo del siglo XIX, pese al declive comercial y a las muchas calamidades que se abatirán sobre la ciudad, que parten ya del mismo verano de 1800, cuando, en un Cádiz cuyo comercio se hunde con motivo de la guerra con Inglaterra, estalla una epidemia de fiebre amarilla. La historia de las traducciones-adaptaciones médicas efectuadas en Cádiz durante el siglo XIX arrancará precisamente en 1805, el año de Trafalgar, con un texto titulado *Historia sucinta del origen, síntomas, y métodos curativos de las enfermedades epidémicas, bajo el aplicado epicteto de la Fiebre Amarilla de los Estados Unidos de América*, entresacada, según consta en el subtítulo " *de los mejores autores franceses, ingleses y americanos que hablan de la materia"* y compuesta *"por uno de los mas amigos de la humanidad, y vecino de Cádiz"*, publicado por la Imprenta de la Casa de Misericordia, cuyo autor, [¿J. Horardy?], en un prólogo sin firmar, manifiesta querer ofrecerlo "a los Sres. Médicos de la Península", a fin de que los métodos curativos que en él se resumen contribuyan a paliar los males epidémicos y desconocidos que les afligen.

3. Traducciones y traductores médicos del Cádiz fernandino (1808-1833)

Dentro ya de la primera etapa que López Piñero (1976: 218-19) distingue en la historia de la medicina gaditana del siglo XIX, los años del reinado de Fernando VII (1808-1833), encontramos una primera traducción vinculada al Real Colegio, a cargo del profesor Juan Rodríguez Jaén, con el título *Lecciones elementales de chimia para el uso é instruccion de los alumnos del Real Colegio de medicina y cirugia de Cádiz*, sacadas de las obras de "chimia" del conde Antoine François de Fourcroy (1755-1809), con "algunas adiciones por D. Juan Rodríguez Jaén, doctor en Medicina y Cirugía, y catedrático del referido Colegio", publicado en 1817, "con licencia", por la imprenta de D. Manuel Bosch, calle de la Verónica, frente al Café del Correo.

En estos años, López Piñero (1976: 216-26 y 1983a: 515-17) destaca especialmente la labor de un antiguo alumno del Real Colegio, Francisco Javier Laso de la Vega y Orcajada (1785-1836) y la Sociedad Médico-Quirúrgica gaditana como protagonistas de la celebrada introducción en España de la nueva medicina anatomoclínica de la escuela de París. En 1822 Laso publica la traducción de *Le père Thomas, ou Entretiens familiers sur les faux préjugés contre la vaccine*[3], por Mathieu Dudon (1773-), cuyo texto meta lleva por título *Diálogos familiares sobre las preocupaciones esparcidas generalmente contra la vacuna*, y en el que se indica que estos han sido "traducidos del francés por D. Francisco Javier Laso, profesor médico cirujano & c.". En 1823 publica una versión castellana de la obra del higienista francés Louis René Villermé (1782-1863) titulada *Des prisons telles qu'elles sont et telles qu'elles devraient être: par rapport à l'hygiène, à la morale et à la morale politique*[4], traducida por "L.", salida de los talleres de la gaditana Imprenta de la Casa de Socorro como *De las prisiones consideradas en su estado actual y según las reformas que deben experimentar con respecto a la higiene, a la moral y a la economía política*. En el *Suplemento* del tomo IV del *Periódico de la Sociedad Médico-Quirúrgica de Cádiz*[5] aparecerá además una traducción de Laso, la primera de las realizadas en Europa, de *Recherches Anatomico-Pathologiques sur l'Encéphale et ses dépendences*[6], de Claude François Lallemand (1790-1854), con el título *Investigaciones anatomo-patológicas sobre el encéfalo y sus dependencias*, "traducidas y presentadas a la Sociedad Médico-Quirúrgica de Cádiz, por el Dr. D. Francisco Javier Laso", obra publicada en dos volúmenes por la Imprenta de la Casa de Misericordia entre 1824 y 1826, para López Piñero "el mejor texto neurológico de la escuela de París" (1983a: 517).

---

[3] París: De l'Imprimerie de Denugon, 1819.
[4] París: Chez Méquignon-Marvis, Libraire, 1820.
[5] Tomo IV, n.º 1, enero de 1824, pp. 124-28
[6] París: De l'Imprimerie de Baudouin Frères, 1820.

4. Traducciones y traductores médicos del Cádiz isabelino (1833-1868)

En la segunda etapa que López Piñero establece entre 1833 y 1868, las dos primeras décadas del reinado de Isabel II se corresponden con los años de mayor presencia de traducciones médicas en los catálogos de las imprentas gaditanas. Pese al menoscabo general que afecta a la ciudad, esta cala específica que efectuamos en la Historia de la Traducción en Cádiz revela, durante el período isabelino, una significativa relación de autores originales y médicos traductores de enorme prestigio, mayoritariamente vinculados en ambos casos a la docencia, así como la preponderancia que adquieren en la publicación de traducciones, frente a otros establecimientos, la Imprenta de la Viuda e Hijo de Bosch, en un primer momento, y después la afamada Imprenta de la Revista Médica.

En 1834 aparece la traducción de *Nouveaux éléments de médecine opératoire*[7], de Alfred-Armand Louis-Marie Velpeau (1795-1867), efectuada por los discípulos del Real Colegio de Medicina y Cirugía de Cádiz, Manuel Leclerc y Juan José de Elizalde y Cadalso (1806-), y publicada en cuatro volúmenes con el título de *Nuevos elementos de medicina operatoria* por la Imprenta de la Viuda e Hijo de Bosch. En 1839 se traduce en Cádiz, de la tercera edición, el *Nouveau Manuel d'Anatomie descriptive d'après les cours de MM. Béclard, Blandin, Breschet, Chassaignac, Hipp. et J. Cloquet, Cruveilhier, Gerdy, Lisfranc, Marjolin, Velpeau, etc. augmentée d'un précis d'Anatomie Générale mis au niveau des travaux les plus récemment publiés sur cette science*[8], con el título de *Nuevo manual de anatomía descriptiva, extractado de las lecciones de MM. Beclard, Berard, Blandin, etc. Aumentada con un compendio de anatomía general, puesta al nivel de los trabajos publicados más recientemente sobre esta ciencia*, publicada también por la Imprenta de la Viuda e hijo de Bosch, traducción que corre a cargo del Dr. D. J. Ochoa y de D. R. Valcázar y aparece en dos volúmenes por entregas. Ese año, en esa misma imprenta, se publica además una traducción del *Traité de l'ophthalmie, la cataracte et l'amaurose, pour servir de supplément*

---

[7] París: J.-B. Baillière, 1832.
[8] Bruselas: Société Belge de Librairie, etc. Hauman, Cattoir et Comp.ᵉ, 1837.

au *Traité des maladies des yeux de Weller*[9], de Frédéric Jules Sichel (1802-1868). La traducción de los dos volúmenes de que se compone este *Tratado de la oftalmía, catarata y amaurose* la efectúan, en esta ocasión, los alumnos del Colegio Nacional de Medicina y Cirugía de Cádiz José Zurita Goenaga (1818-1881) y José Bartorelo Quintana (-1866).

Para la Imprenta de la Revista Médica, José Bartorelo Quintana traduce y aumenta "notablemente", en 1842, con material sobre las aguas minerales españolas, la obra *Formulaire éclectique. Choix de formules peu connues, et recueillies dans les écoles étrangères. Paradigmes indiquant tous les calculs relatifs aux formules, avec des tables de comparaison tirées du calcul décimal. Tables métriques relatives aux doses des médicaments héroïques, tableaux des réactifs, des eaux minerales, des médications applicables à la méthode endermique, etc. Choix de formules latines*[10], de A. d'Etilly, titulada en español *Formulario ecléctico. Resumen de las materias; coleccion de las fórmulas mas modernas recogidas de los principales hospitales extranjeros. Paradigmas que indican todos los cálculos relativos á las recetas; tablas que contienen las dosis de los medicamentos heroicos; cuadros de reactivos y de las aguas minerales españolas; cuadro de medicamentos aplicados por el método endérmico; ejemplos de recetas en latín*. Como *Formulario ecléctico portátil*, traducido al castellano y "considerablemente" aumentado por D. José Bartorelo y Quintana localizamos una segunda edición en Cádiz, en 1854, en la Imprenta de F. Fernández de Arjona.

En 1840 aparece la traducción en cuatro volúmenes del *Traité complet d'anatomie, ou description de toutes les parties du corps humaine*[11] del barón francés Alexis Boyer (1757-1833), efectuada a partir de la cuarta edición por D.A.S. y D.A.B. y B., con el título *Tratado completo de anatomía, o descripción de todas las partes del cuerpo humano*, y publicado, en esta ocasión, por la Imprenta de la Viuda e Hijo de Bosch.

De Léon Louis Rostan (1790-1866) se traduce en 1839 su Cours de médecine clinique où sont exposés les principes de la médecine organique, ou traité élé-

---

[9] París: G. Baillière, 1837.
[10] París: Imprimerie de Fain et Thunot /J.-B. Baillière, 1839.
[11] 1ª ed. París: Chez l'auteur; Migneret, 1797-99.

mentaire de diagnostic, de pronostic, d'indications thérapeutiques, etc[12], en tres volúmenes, con el título Curso de medicina clínica. Con la esposicion de los principios de la medicina orgánica, o Tratado elemental del diagnóstico, pronóstico, indicaciones terapéuticas, & c., "obra premiada por la Academia de Ciencias con una medalla de oro", publicada por la Imprenta y Librería de Féros, calle de S. Francisco n.º 51. Los artífices de la traducción son esta vez dos personalidades de la talla de los doctores don Antonio Machado y Núñez (¿1812?-1896) y don Juan Ceballos y Gómez (1817-1875). Otros trabajos de Ceballos, para la Imprenta de la Revista Médica, son la traducción de L'homéopathie mise á la portée de tout le monde[13], de Louis Fleury", por D. J. C. aparecida en 1840 como La homeopatía puesta al alcance de todo el mundo y de Notice historique sur la vie, les travaux, les opinions médicales et philosophiques de F.J.V. Broussais; precedé de sa confesión de foi, et suivie des discours prononcés sur sa tombe[14], de H. de Montegre, titulada Noticia histórica de la vida, tareas literarias, opiniones médicas y filosóficas de F. J. V. Broussais. Precedida de su profesión de fe, y adicionada con los discursos que se pronunciaron sobre su tumba, traducida al castellano "por J. C." en 1841. La Imprenta, Librería y Litografía de la Sociedad de la Revista Médica publicará, entre 1843 y 1845, la primera de las contadas traducciones intermedias que figuran en nuestro catálogo de textos médicos, las Obras quirúrgicas completas de Sir Astley Cooper, traducidas al francés por M. M. Richelott y Chassaignac, y de este idioma al castellano "por Don Juan Cevallos", en tres tomos.

De estos talleres de la Revista Médica procede, en esta prolífica década de los años cuarenta, el mayor número de traducciones registradas en nuestro catálogo, entre ellas, otra traducción intermedia, esta vez del *Nouveau manuel de phrénologie*[15] del especialista en frenología y pedagogo escocés George Combe (1788-1858), circunstancia de nuevo aclarada en el subtítulo castellano de forma explícita: *Nuevo manual de frenología. Escrito en inglés por el Dr. Combe; puesto en francés con numerosas notas por el Doctor J. Fossati,* presidente de la Sociedad

---

[12] 2ª ed. París: Chez Béchet Jeune, 1830.
[13] París: Béchet Jeune, 1838.
[14] París: Baillière, 1839.
[15] Bruselas: Etablissement Encyclographique, 1837.

Frenológica de París, vertido al español en 1840 por don José de Garaycochea. Otras obras publicadas por la Imprenta de la Revista Médica en 1841, son la del Dr. J. J. Pascal, *De la nature et du Traitement des Altérations pulmonaires. Guérison de la Phtisie*[16], *De la naturaleza y tratamiento de las alteraciones pulmonares; curacion de la tísis por un nuevo método, por J.J. Pascal, médico en jefe del hospital de Estrasburgo, etc., etc.*, sin mención del traductor, y *Pronósticos de Hipócrates*, traducidos del latín al castellano por los Sres. D. Juan Rivier y D. Juan Montilla, de los cuales desconocemos su condición de médicos. Localizamos una tercera traducción, sin fecha, titulada *Compendio de Patologia general*, escrito en francés por P. Vavasseur y traducido por el Dr. Vicente de Rivas y Morenati (-1886?).

En la gaditana Imprenta de D. Domingo Féros, á cargo de N. Guerrero, sita en la calle del General Riego, n.º 58, se publica, entre 1843 y 1844, la traducción en dos tomos del *Traité philosophique de médecine pratique*[17] de Augustin-Nicolas Gendrin (1796-1890) titulada *Tratado filosófico de medicina práctica* y obra del Dr. D. Francisco Mercader y Bernal, también salido de las aulas gaditanas. Ese mismo año de 1843 La Imprenta de *El Comercio* publicará la primera traducción del inglés sin intermediación del francés con la que nos encontramos, de una obra del capitán Richard Tappin Claridge (c.1797-1857) titulada *Hydropathy; or The Cold Water Cure, as practiced by Vincent Priessnitz, at Graefenberg, Silesia, Austria*[18], y en español *Hydropathia ó Cura por medio del agua fría, según la práctica de Vicente Priessnitz en Graefenberg, en Silesia, Austria*, sin mención del traductor.

Entre 1844 y 1845 la Imprenta, Librería y Litografía de la Sociedad de la Revista Médica publica de C. Frédéric Dubois (de Amiens) (1799-1873) su *Traité de pathologie génerale*[19], con el título *Tratado de patología general*. La traducción corre a cargo esta vez de "una reunion de profesores" de la Escuela de Cádiz. También "una Sociedad de Profesores de Medicina y Cirujía" firma, en 1845, la traducción en dos volúmenes que publica la Imprenta de D. José María Ruiz del

---

[16] París: J. B. Baillière, 1839.
[17] París: Chez G. Baillière libraire-éditeur, 1838, 1839 y 1841.
[18] Londres: James Madden and Co., 1842.
[19] París: Germer Baillière Libraire-Éditeur, 1835.

Traité D'Anatomie Chiruricale et de Chirurgie Expérimentale[20] de Joseph-François Malgaigne (1806-1865) titulada en castellano *Tratado de anatomía quirúrjica y de cirujía esperimental*. De los "doctores de la facultad de medicina de París" Henry Blatin (1808-1869) y Vincent Nivet (1809-1893), se traduce, ese año de 1845, para la Imprenta, Librería y Litografía de la Sociedad de la Revista Médica, el *Traité des maladies des femmes qui déterminent des fleurs blanches, des leucorrhées ou tout autre écoulement utero-vaginal*[21], como *Tratado de las enfermedades de las mugeres, que dan origen a las flores blancas, leucorreas y demas flujos utero vaginales*. El traductor es, en esta ocasión, el doctor Ricardo Villalba y Pérez.

Manuel José de Porto y Cepillo (1792-1860) se cuenta, junto con Antonio Gracia y Álvarez (-*c*. 1865), entre los destacados seguidores de Laso que, con su importante labor, fueron sostenedores de un elevado nivel dentro de la medicina anatomoclínica hospitalaria (López Piñero 1976: 227). Porto es autor de una traducción, publicada en 1845 por la Imprenta, Librería y Litografía de la Sociedad de la Revista Médica, de la obra del Barón Justus von Liebig (1803-1873) *Die organische Chemie in ihrer Anwendung auf Physiologie und Pathologie*[22], "por Mr. Justo Liebig", "traducida al francés de sus manuscritos" por el profesor de la Facultad de Ciencias de Montpellier "Mr. Carlos Gerhardt" como *Chimie organique appliquée à la physiologie animale et à la pathologie*[23] y de esta lengua al español con el título *Química orgánica aplicada a la fisiología animal y a la patología*. De Porto, en esta línea general de utilidad pedagógica, cabe citar asimismo su *Manual de anatomía patológica, redactado de los mejores autores, para uso de los alumnos de medicina*[24] (1846), el primer texto español sobre la disciplina, cuyo contenido se basa principalmente, según López Piñero (1976: 230), en el *Précis d'anatomie pathologique* (1829) de Gabriel Andral y en los trabajos de Cruveilher, Laennec, Bayle y otros autores de la escuela de París. López Piñero (1983b: 198) señala, además, que Porto dejará inédita una traduc-

---

[20] París: Société Encyclographique des Sciences Medicales, 1838.
[21] París y Clermont-Ferrand: Germer-Baillière & Veysset, 1842.
[22] Brunswick: F. Vieweg und Sohn, 1842.
[23] París: Fortin y Masson et Cie., 1842.
[24] Imp. de la Revista Médica, reediciones corregidas y aumentadas en 1851, 1857 y 1867.

ción "del tratado de higiene naval de Jean-Baptiste Fonssagrives". La obra de Eduard-Edmond Burguières *Des cas d'inhalation éthérée observés dans les hôpitaux de Paris*[25] es objeto de una traducción "aumentada" por Antonio de Graciay Álvarez, y viene "precedida de una reseña histórica por el doctor H.R.". La publica la Imprenta de la Revista Médica en 1847 como *Estudios estadísticos y críticos sobre las aspiraciones etéreas*. En la Imprenta de D. Filomeno F. de Arjona verán la luz en 1852 las *Observaciones clínicas, análisis químicos y reflexiones sobre la hidropesía*, un opúsculo escrito en inglés por Jorge Ross, "traducido al castellano por Antonio de Grazia y Álvarez".

Otra obra de oftalmología, esta vez referida a las enfermedades ocupacionales, publicada en 1850 por la Imprenta, Librería y Litografía de la Revista Médica, es la traducción de *Hygiène oculaire, ou avis aux personnes dont les yeux sont faibles et d'une trop grande sensibilité; avec nouvelles considérations sur les causes de la myopie ou vue basse, sur l'action des verres concaves et convexes; ouvrage particulièrement destiné aux gens de lettres, aux hommes d'état, et à toutes les personnes qui se livrent aux travaux du cabinet*[26], de Joseph-Henri Reveillé-Parise (1782-1852), titulada en castellano *Higiene ocular ó consejos á las personas de ojos delicados y dotados de una esquisita sensibilidad con nuevas consideraciones sobre la causa de la miopía ó vista corta*. Su artífice es un antiguo alumno del Real Colegio y sustituto de Porto, el profesor Rafael Ameller y Romero (c.1813-1873).

De Phillippe-Frédéric Blandin (1798-1849) se traducen y publican por entregas, en la Imprenta de la Revista Médica, entre 1857 y 1858, los dos volúmenes del *Traité d'anatomie topographique ou Anatomie des régions du corps humain considérée spécialement dans ses rapports avec la chirurgie et la médecine opératoire*[27]. El traductor de este *Tratado de anatomía topográfica ó De regiones del cuerpo humano, considerada especialmente en sus relaciones con la cirugía y la medicina operatoria* es Manuel Durio y Fassa. Durio es autor además de la traducción del *Tratado Práctico de las enfermedades de los órganos se-*

---

[25] *Le Constitutionnel*, 13 y 15 de marzo de 1847.
[26] París: Impr. de Cellot, chez/pour Méquignon-Marvis, 1816.
[27] París: Chez Madame Auger Méquignon, 1826.

xuales de la mujer, de F.W. de Scanzoni, efectuada a partir de la realizada a su vez, del alemán al francés, por los doctores H. Dor y A. Locin.

De Joseph-Emile Cornay (de Rochefort) se vierten al castellano, en 1865, los Éléments de Morphologie Humaine. Physionomie de Relation. Localisation physionomique des plis faciaux représentatifs des différents Actes de Relation; Physionomie anormale. Appréciation des Lois, des Theories, et des Faits, relatifs à la Genèse des formes; Loi d'Ordre universel; Physionomie anormale. Appréciation des Lois, des Theories, et des Faits, relatifs à la Genèse des Organes; pour servir à l'Ëtude des Races[28]. Ignacio Ameller y Poncesera el traductor de los Elementos de morfología humana para servir al estudio de la raza que publicará la Imprenta de la Revista Médica.

5. El declive de la actividad traductora en las últimas décadas del siglo

Al término de esta segunda etapa clave en la historia de la medicina gaditana, ya en la década de los años setenta, se aprecia un notable declive en el número de textos traducidos. En 1874 aparece una versión de la obra de George H. B. Macleod, *Outlines of surgical diagnosis*[29], *Tratado del diagnóstico quirúrgico*, publicada por la Imprenta y Litografía de la Revista Médica y traducida "libremente" del inglés al castellano y anotada por el doctor Ramón Hernández Poggio (1823-1880). Una figura que destaca en esta década es la del polifacético médico y traductor Cayetano del Toro y Quartiellers (1842-1915). Sobre la materia oftalmológica Toro traducirá, en 1877, *Oculistique. Les Koheuls Arabes, leur composition, leur utilisation sous formes de poudres régulières, de crayons et de pommades*[30], *Los Koheuls árabes, su composición y su uso en forma de lápices y de pomadas*, de Emile-Louis Bertherand, publicado en esta ocasión por el Establecimiento Tipográfico de José María Gálvez (Cuesta de la Tenería, n.º 1). En

---

[28] París: Gide et Cie., libraires-éditeurs, 1847.
[29] Londres: John Churchill & Sons, 1864.
[30] Argel: Imp. V. Aillaud et Cie., 1877.

la última década del siglo, ya en 1891, se publica en Cádiz el *Formulario de medicamentos nuevos y de nuevas medicaciones, por H. Bocquillon Limousin*, traducido por el Doctor Antonio Uturbey Pastorino, y por José Alberto Benjumeda Miranda.

6. Conclusiones

El estudio que aquí presentamos de las obras médicas traducidas en Cádiz a lo largo del siglo XIX revela un importante catálogo de textos vertidos al español por una relevante nómina de médicos nacidos o estrechamente vinculados a la ciudad cuya obra y práctica profesional, en parte reivindicada por historiadores de la ciencia como López Piñero (1976), constituye un patrimonio cultural, a decir de Herrera, aún "lamentablemente olvidado" (2000: 8). Entendemos que su aportación, todavía más desconocida si cabe en el ámbito de los Estudios de Traducción en España, merece ser especialmente destacada, dotada de visibilidad, en términos de Venuti (1995), no sólo por su contribución pionera a la modernización y desarrollo de las diversas disciplinas médicas en las que se formará buena parte de la élite de la medicina española de la época, sino también por haber constituido en nuestro país, mediante su labor de traducción, uno de los más importantes canales de recepción y difusión de las ideas científicas más avanzadas de Europa.

7. Bibliografía

Agorni, Mirella (2007): "Locating systems and individuals in Translation Studies", en Wolf, M. y Fukari, A. (eds.) *Constructing a Sociology of Translation*. Ámsterdam/Filadelfia: John Benjamins, pp. 123-34.

Albarracín Teulón, Agustín (1988): "Las ciencias biomédicas en España de 1800 a 1936", en Sánchez Ron, J. M. (ed.) *Ciencia y Sociedad en España: De la Ilustración a la Guerra Civil*. Madrid: El Arquero/CSIC, pp.143-55.

Bourdieu, Pierre (1991): *El sentido práctico*, trad. de A. Pazos. Madrid: Taurus.

Franco Aixelá, Javier (2010): "Una revisión de la bibliografía sobre traducción e interpretación médica recogida en BITRA (Bibliografía de Interpretación y Traducción)", en *Panace@*, 11 (32): 151-160, http://tremedica.org/panacea.html

Herrera Rodríguez, Francisco (2000): *Gavilla de Médicos Gaditanos*. Cádiz: Quorum Libros Editores.

López Piñero, José María (1976): *Medicina moderna y sociedad española. Siglos XVI-XIX*. Valencia: Cátedra e Instituto de Historia de la Medicina. Cuadernos Valencianos de Historia de la Medicina y de la Ciencia XIX, Serie A, Monografías.

_____ (1983a): "Antonio Gracia Álvarez", en López Piñero, José María *et al*. (dirs.). *Diccionario histórico de la ciencia moderna en España*. Barcelona: Península, vol. 1, pp. 421-23.

_____ (1983b): "Manuel José de Porto", en López Piñero, José María *et al*. (dirs.). *Diccionario histórico de la ciencia moderna en España*. Barcelona: Península, vol. 2, pp. 197-98.

Orozco Acuaviva, Antonio (1974):"El primitivo escudo de la Real Academia de Medicina y Cirugía de Cádiz", en *Anales de la Real Academia de Medicina y Cirugía de Cádiz*, X, 1, pp. 79-83.

Solís Llorente, Ramón (2000/1969): *El Cádiz de las Cortes: la vida en la ciudad en los años de 1810 a 1813*. Madrid: Sílex.

Toury, Gideon (1980): *In Search of a Theory of Translation*. Tel Aviv: Porter Institute for Poetics and Semiotics.

Tymoczko, Maria (1999): *Translation in a Postcolonial Context*. Manchester: St. Jerome.

Venuti, Lawrence (1995): *The Translator's Invisibility. A History of Translation*. Londres y Nueva York: Routledge.

En busca de una interpretación de calidad en el ámbito sanitario

Encarnación Postigo Pinazo, Universidad de Málaga

1. Introducción

Desde finales de la década de los 80 se ha producido un creciente interés por la calidad de la interpretación (García Becerra *et al.*, 2013) En el ámbito de los servicios públicos trabajos como los de Wadensjö, (1998, 2007); Angelelli, (2004, 2012); Hale, (2006) y Corsellis (2006), entre otros muchos, han contribuido a reforzar la concienciación de la importancia de la interpretación comunitaria profesional de calidad. Como afirman Chiaro y Nocella (2004:291) en su estudio, la ausencia de estándares de calidad fijados que pueden observar en los resultados de sus cuestionarios no es más que una consecuencia del proceso de la interpretación en sí y la complejidad de la interacción, de forma que cada intérprete se ve forzado a desenvolverse en un contexto único. Compartimos totalmente su propuesta de que la calidad realmente puede incrementarse, no a nivel individual en la actividad del intérprete profesional, sino incidiendo en tres áreas fundamentales, a saber: la formación, la especialización y la innovación tecnológica. Nuestro estudio se centra en la interpretación en el ámbito médico, con especial atención al interés que lleva a los intérpretes durante su formación a acercarse a esta parcela concreta de la disciplina y el desarrollo del proceso formativo. No en vano diversos autores en trabajos recientes como el de Brooke *et al.* (2011:121) tratan de marcar hitos analizando las cualidades, capacidades y actitudes de los estudiantes de interpretación:

> We collected data on several cognitive measures, including processing speed, psychomotor speed, cognitive control and task switching ability, fluid intelligence, working memory capacity, and mental flexibility, as well as several personality measures, including risk-taking orientation and emotion-cognition integration style, and intrinsic motivation to engage in complex cognitive tasks.

> Significant differences emerged between the two groups on both cognitive and personality measures suggesting that a combination of stable domain-general cognitive abilities and personality traits may be responsible for differentiating highly skilled from less skilled interpreters and may therefore be predictive of individuals' future interpreting effectiveness and skill level.

Como parte de un estudio de investigación más amplio centrado en la interpretación en el ámbito biosanitario y los recursos necesarios, consideramos que uno de los pilares fundamentales era averiguar qué tipo de necesidades, inquietudes, intereses etc. determinan la formación del estudiante. Estudios recientes como los de Gavioli y Baraldi (2011) corroboran la importancia del papel del intérprete en la interacción en el ámbito médico y comunitario.

También la opinión del estudiante está recibiendo atención en numerosas investigaciones (Arumí Ribas y Domínguez Araujo, 2014) Nuestro estudio tiene como objetivo explorar este campo especialmente el ámbito de la formación que los estudiantes de interpretación reciben durante estudios universitarios en relación con el contexto de la atención sanitaria y en el interés que dichos estudiantes demuestran por este tipo de interpretación especializada. Igualmente se analizan los recursos que éstos consultan o que ellos mismos crean para utilizarlos en el contexto de la interpretación médica.

Para obtener repuestas con un cierto grado de fiabilidad y ahorrar costes innecesarios, se creó un cuestionario mediante la herramienta *kwiksurveys*[1] que facilita su distribución a través de Internet, solicitando al profesorado de universidades y asociaciones de intérpretes españolas y extranjeras que alertaran a sus estudiantes de la existencia de esta investigación y les invitaran a participar. Entendemos que los estudiantes han contestado libremente sobre su grado de interés por el tema y los resultados obtenidos suponen una información muy valiosa para futuras propuestas con objeto de mejorar la formación del intérprete.

---

[1] http://kwiksurveys.com/

2. Antecedentes: el uso de cuestionarios

Las nuevas tecnologías han hecho del cuestionario distribuido en Internet una herramienta válida y fiable para numerosas investigaciones académicas. Así, diversos son los estudios y tesis doctorales en el ámbito de la interpretación que han utilizado la herramienta del cuestionario para obtener más información sobre aspectos variados. Estas investigaciones no se han dirigido únicamente a estudiantes sino también a intérpretes profesionales y a los usuarios de los servicios de interpretación (Parrilla Gómez, 2014).

Un ejemplo es la investigación de Collado Aís (2009) que hizo cumplimentar un cuestionario a sus estudiantes de interpretación para conocer su opinión tras visionar un vídeo, con el fin de analizar la actitud del intérprete, la comunicación no verbal y la calidad de la interpretación (Collado Aís, 2009:21). También se han utilizado los cuestionarios en investigaciones recientes como la de Ruiz Mezcua (2010) sobre el equipo utilizado en interpretación simultánea.

La investigación de Arumí y Esteve (2006) también muestra resultados de las respuestas de alumnos de la asignatura Interpretación Consecutiva sobre el uso de guías metacognitivas en su formación. Gracias a estas guías los estudiantes pudieron verbalizar los procesos de aprendizaje y de autorregulación (Arumí y Esteve, 2006:183).

No podemos dejar de mencionar el uso del cuestionario para indagar en los efectos psicológicos y emocionales de la interpretación comunitaria como el trabajo de Baistow (1999:149) que describe a las diferentes maneras de afrontar la falta de formación para tratar estos problemas.

Asimismo, Russo (2004:4) describe el uso de cuestionarios con los estudiantes de un curso de interpretación de enlace en la Universidad de Forlì. Dichos estudiantes evaluaron los ejercicios que realizaban, el material, la preparación, el léxico y sus opiniones se utilizaron poder mejorar diferentes aspectos del mismo curso en años posteriores.

Si bien nosotros nos centraremos en averiguar datos sobre futuros intérpretes durante su período de formación en el ámbito sanitario, consideramos que es necesario mencionar algunos trabajos importantes específicos de la interacción con el paciente como los de Angelelli (2004) o Bischoff (2006) puesto que hemos utilizado una metodología similar a la de las investigaciones realizadas en el mundo profesional, que son significativamente más numerosas.

En este sentido, debemos señalar que en Estados Unidos se realizó la mayor encuesta nacional de este tipo dentro de la comunidad de intérpretes médicos. Fue organizada por *Language Line® University*, la Asociación Internacional de Interpretación Médica y los Servicios de Interpretación en los Servicios Públicos.[2] En este estudio, en el que participaron más de un millar de intérpretes del ámbito de la salud, se confirmó el deseo existente entre los intérpretes médicos de Estados Unidos de que se establezca una acreditación nacional que reconozca los conocimientos y la experiencia profesionales necesarios para proporcionar una interpretación de calidad en el contexto sanitario.

Del mismo modo algunas asociaciones han creado cuestionarios para sus propios miembros o trabajadores como es el caso de la comunidad de personas sordas y con problemas auditivos[3] como es el caso de *DeafDOC.org*. Este cuestionario, al que se puede acceder desde su página web, sirve para que los intérpretes se evalúen a sí mismos y conozcan sus destrezas (conocimiento de terminología, sentimiento de seguridad, preparación, aceptación de crítica) y sus deficiencias.

3. Relevancia de la información requerida a los participantes

Consideramos que la información requerida viene a cubrir todos los aspectos necesarios para tener una visión esclarecedora de las experiencias e inquietudes del estudiante de interpretación. Como ya venimos experimentando en la docencia, las aulas universitarias, especialmente aquéllas con estudiantes de lenguas y

---

[2] Ver http://www.healthcareinterpretercertification.org/about-us/history.html
[3] http://deafdoc.org/interpreters/interpreters-medicine/self-evaluation-questionnaire-for-interpreters-in-the-medical-setting/

culturas extranjeras, se están convirtiendo en núcleos multiculturales (Kelly, 2005: 140), por lo que hemos considerado que los resultados de nuestro cuestionario pueden considerarse representativos de una situación global y no tienen necesariamente que circunscribirse a un país concreto.

El cuestionario está formado por diversos bloques. En el primero se ha intentado buscar el perfil del estudiante, su interés y compromiso en el aprendizaje de la interpretación. Se ha procurado delimitar claramente las características de estos estudiantes junto a variables que son decisivas para predecir una determinada actitud ante la futura profesión. De ahí que el cuestionario se inicie con preguntas referentes a sexo, edad, formación previa, nacionalidad[4] e idiomas de trabajo.

En numerosas ocasiones se da la circunstancia de que el grupo de estudiantes se compone de un porcentaje considerable de personas que provienen de otros estudios universitarios, tales como profesionales de enfermería, turismo, etc., todos ellos con una necesidad de adquirir estrategias y cualificación que les permitan ejercer labores de interpretación y mediación entre culturas. Ese alumnado puede ser mucho más consciente de las necesidades que se presentan en la comunicación real; de ahí que sus repuestas puedan variar sensiblemente de los estudiantes que aún no se han enfrentado al reto de la interpretación.

En este sentido, otra de las preguntas del cuestionario aborda el hecho de si ya han realizado algún tipo de interpretación en el ámbito profesional. Por parte de estudiantes, estas tareas son frecuentemente labores de voluntariado.

El tiempo que ocupa la formación específica en interpretación en los programas universitarios ha sido otro factor a tener en cuenta junto a la frecuencia de la práctica de diferentes modalidades –a saber, consecutiva, simultánea, de enlace etc. –, y la temática frecuente de estas prácticas. Se trata de averiguar si los contenidos relacionados con la medicina están presentes en las prácticas de los estudiantes encuestados.

---

[4] La nacionalidad del estudiante no tiene por qué coincidir con el país donde recibe la formación como intérprete por lo que se incluyó una pregunta al final del cuestionario referente al país donde recibió la formación.

El interés por una formación adicional además de la formación reglada, cursos especializados, talleres, cursos ofrecidos por agencias de traducción es objeto de otra de las preguntas del cuestionario.

El segundo bloque aborda en primer lugar las estrategias y recursos empleados en el uso de las fuentes documentales, el tiempo dedicado a ello, la satisfacción con el tipo de recursos utilizados, las ventajas y desventajas que presentan los recursos existentes. En segundo lugar se indaga en la autovaloración por parte del estudiante de sus habilidades y destrezas en el uso de las técnicas de interpretación, preguntándole si las ha puesto en práctica en interpretaciones reales, si tiene interés profesional en la interpretación y, en concreto, si considera que es conveniente especializarse en un ámbito determinado. Si se manifiesta a favor de la especialización, se continúa solicitando su opinión sobre cuál es la mejor manera de realizar esa formación, ya sea mediante programas de postgrado, cursos especializados o mediante la experiencia laboral continuada en un mismo campo.

El tercer bloque gira en torno a la evaluación y autoevaluación del trabajo del alumno, si ha realizado con sus compañeros evaluación por pares y la reflexión sobre su propio trabajo, incluyendo algunas cuestiones sobre los códigos éticos que debe poner en práctica el intérprete.

Por último, se formulan varias preguntas relativas a la predisposición del estudiante a interpretar por teléfono o videoconferencia sobre temas de importancia vital, tales como, por ejemplo, operaciones quirúrgicas, urgencias médicas etc.

Con todo ello, hemos conseguido cubrir varios objetivos:

1. Reunir información sobre los hábitos de los estudiantes de forma anónima, con lo cual suponemos un alto grado de sinceridad en las respuestas.
2. Conseguir una información de forma voluntaria, lo que supone un alto grado de interés por el tema. Si bien, como exponemos a continuación, en el cuestionario propuesto hemos pretendido claridad, precisión y que sea fácil de completar, el hecho de contestar las treinta y nueve preguntas que contiene supone un cierto compromiso e implicación en el tema.

3. Extraer información válida que nos permita a los docentes enriquecer nuestros métodos y estrategias en la formación de intérpretes en el campo biosanitario.
4. Sondear el nivel de interés por parte de los estudiantes en la interpretación sanitaria. En este contexto donde es vital la exactitud, precisión e implicación el compromiso del intérprete tanto en adquirir una formación adecuada como de tener una actitud positiva es capital para el ejercicio satisfactorio de la profesión.

4. Metodología para la presente investigación

Como hemos mencionado anteriormente el objetivo de la presente investigación era conocer la preparación de intérpretes profesionales y estudiantes de interpretación antes de realizar una interpretación profesional, sus posibles preferencias por el ámbito biomédico y la pericia en el uso de herramientas lexicográficas. Por esa razón tuvimos que buscar una forma ágil de llegar a los estudiantes en a través de sus formadores o de asociaciones profesionales y que les permitiera, de forma, voluntaria, anónima y en un espacio breve de tiempo, manifestar su opinión y facilitar la información que se solicitaba.

Para realizar el cuestionario se han tenido en cuenta dos elementos relevantes para el docente, ya discutidos arriba, y que mencionamos brevemente:

- el receptor del cuestionario (edad, años de estudio de interpretación)
- el sistema de aplicación del cuestionario (forma de distribución del mismo)

Los pasos seguidos para crear este cuestionario fueron los siguientes[5]:

1. Determinar la información que se debía solicitar:
    - el objetivo de esta parte de la investigación: recabar información sobre las herramientas lexicográficas utilizadas por los estudiantes de interpreta-

---

[5] http://www.rrppnet.com.ar/cuestionario.htm.

ción, el tipo de preparación que un alumno de interpretación realiza antes de la sesión;
- los datos más relevantes que se desean obtener: el tipo de herramientas lexicográficas utilizadas por los estudiantes para practicar situaciones frecuentes en los servicios públicos, las carencias de estos recursos y las necesidades de los intérpretes,
- los datos complementarios: nacionalidades, formación, edad, sexo,
- la información necesaria para comprobar la hipótesis: la fiabilidad de los recursos utilizados, carencias que los estudiantes encuentran a la hora de buscar términos, dificultades a la hora de crear glosarios rigurosos y fiables.

2. Determinar el tipo de destinatario y el medio de distribución:

A la hora de determinar el tipo de preguntas que iban a componer el cuestionario se tuvieron en cuenta las características de los destinatarios y el medio en el que se iba a distribuir. Las preguntas se redactaron con claridad ya que al utilizar una plataforma de encuestas para distribuirlo no iba a existir interacción entre el entrevistador y el entrevistado y, por lo tanto, no habría posibilidad de aclarar dudas sobre éstas si surgieran durante la realización del mismo. Otra de las ventajas de la distribución en línea fue el coste (menor que si se hubieran utilizado otros medios), la rapidez, la flexibilidad (el poder realizarlo en el momento más idóneo para el entrevistado) y accesibilidad por parte del entrevistado (a través de asociaciones, centros de formación y universidades) que ha facilitado su distribución a gran número de estudiantes. Determinar el tipo de pregunta:

Se han elegido los siguientes tipos de preguntas:
- Abiertas o no estructuradas: preguntas a las que el entrevistado responde con sus propias palabras, siendo preguntas de respuesta libre.
- De opción múltiple: en las que se han ofrecido una serie de respuestas para escoger.
- Dicotómicas: preguntas con sólo dos alternativas (sí o no).

- De escalas: a la hora de responder a estas preguntas el entrevistado se posiciona con una actitud desfavorable, neutra o favorable. En algunas preguntas el receptor ha podido responder en una escala referente a la frecuencia, a la calidad o a la opinión.
3. Redacción del cuestionario.

A la hora de redactar las preguntas se han tenido en cuenta los siguientes elementos.

1. Precisión a la hora de escoger los términos utilizados en las preguntas.
2. Objetividad en la formulación de las preguntas.
3. Simplicidad en la redacción.
4. Atención a la formación del encuestado.
5. Eliminación de la ambigüedad.
6. Secuenciación adecuada.

4.1. Diseño del cuestionario

En primer lugar, para el diseño del cuestionario se tuvo en cuenta al destinatario del mismo, en nuestro caso estudiantes de Traducción e Interpretación, cursando interpretación como asignatura durante su licenciatura o grado, estudiantes de cursos de interpretación en los Servicios Públicos, en másteres o postgrados de interpretación.

En segundo lugar, se distribuyeron las preguntas por bloques temáticos: el cuestionario se divide en cuatro módulos de información diferenciados, mencionados más arriba:

1. Datos personales del entrevistado: edad, nacionalidad, lenguas de trabajo.
2. Datos académicos: formación en interpretación, otros cursos de interpretación y doctorado.
3. Información sobre las herramientas lexicográficas: tipo de herramientas lexicográficas, su opinión sobre las mismas, frecuencia de uso.

4. Otros: código ético, formación en lenguaje de signos.

Para el diseño y la presentación del cuestionario se han tenido en cuenta diversas recomendaciones de Aparicio *et al.* (2003)[6], entre las que se encuentran[7]:

- Portada formal que recoja el título de la investigación con los autores, a quien va dirigido y fecha y versión de la encuesta.

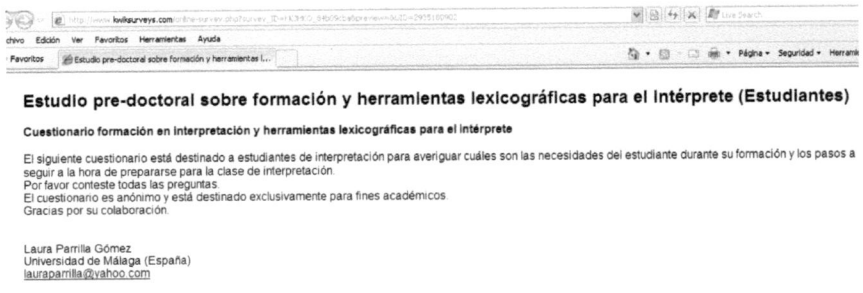

Figura 1: Portada del cuestionario

- Instrucciones: Las preguntas cuentan con instrucciones específicas para la correcta contestación de la misma.

Diseño atractivo de preguntas y respuestas.

- Letra legible y uso de una sola fuente.

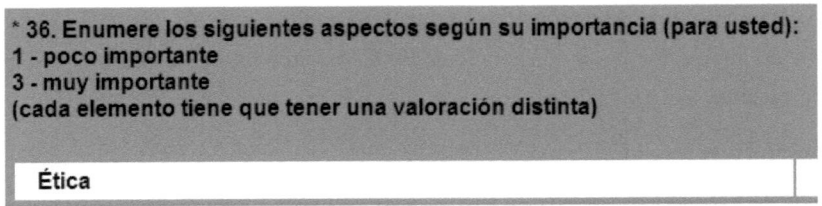

Figura 2: Instrucciones de las preguntas

---

[6] http://www.uam.es/personal_pdi/stmaria/jmurillo/Met_Inves_Avan/Presentaciones/Cuestionario_%28 trab%29.pdf.
[7] Nuestro agradecimiento a nuestra investigadora la Dra. Laura Parrilla Gómez por la distribución de los cuestionarios.

> *** 10. ¿Cuántas horas a la semana recibe formación en interpretación?**
> ○ 1-2 horas
> ○ 3-4 horas
> ○ más de 4 horas

Figura 3: Fuente

En definitiva, hemos intentado que la estructuración fuese ordenada y dispusiera de una secuencia equilibrada entre las preguntas semiabiertas y cerradas. Igualmente, además de la versión española se creó una segunda versión en inglés.

También tuvimos en cuenta para la elaboración de las preguntas fuentes documentales que albergaban diversos cuestionarios como, por ejemplo, el distribuido por la Federación Española de Lengua de Signos y Guías-Intérpretes (sobre todo el apartado que ellos dedican a titulación) u otros mencionados anteriormente, como el de Ruíz Mezcua (2010), (sobre la forma de preguntar en cuanto al grado de satisfacción).

4.2. Distribución de los cuestionario

Las herramientas disponibles en el portal http://www.kwiksurveys.com que permiten la creación de encuestas de una manera fácil y sencilla albergaron nuestro cuestionario. Se evitaron así los posibles inconvenientes que podían surgir si se distribuía a través de correo electrónico (el encuestado tendría que descargarlo, rellenarlo y volverlo a enviar) o en papel (mayor coste).

Los enlaces del cuestionario se enviaron a profesores de interpretación de diversas universidades españolas e internacionales para su distribución entre los estudiantes. Todos los centros y grupos con los que nos pusimos en contacto accedieron a colaborar y a distribuirlo. Agradecemos la colaboración de la Universidad de Málaga, Universidad de Vigo, Universidad de Zaragoza, Universidad Jaume I, Universidad de Murcia, Universidad de Alicante, Universidad de Salford (Manchester), Grupo FITISPO y Grupo COMUNICA[8].

---

[8] Agradecemos a todo el profesorado de estas universidades y a los miembros de asociaciones que generosamente nos ha ayudado a la difusión del cuestionario.

Igualmente se remitieron a dos asociaciones para que las distribuyeran en sus listas puesto que algunos estudiantes especialmente interesados en su formación como intérpretes mantienen una activa relación con las mismas desde el inicio de su formación. Así se enviaron al *Institute of Translation and Interpreting* en Reino Unido y a la asociación *International Medical Interpreters Association*, en Estados Unidos.

También se distribuyó en *newsletters* dedicadas a la Interpretación médica como la denominada *California Federation of Interpreters*.[9]

4.3. Resultados

4.3.1. Características de los estudiantes

Los resultados de los cuestionarios distribuidos fueron exportados automáticamente por la aplicación *kwiksurveys*.

La población a la que pudo haber llegado el cuestionario en teoría pudo ser infinita teniendo en cuenta que estuvo disponible en Internet. Obtuvimos 67 respuestas de estudiantes con un porcentaje mayor de mujeres. Una posible explicación a que el número no fuese demasiado elevado posiblemente dependa de diversos factores. Entre estos podemos citar el hecho de que en un buen número de universidades europeas la docencia de la interpretación tiene carácter optativo, además de existir un menor número de alumnos que escogen especializarse en esta rama de la interpretación a diferencia de la traducción. Por todo ello, consideramos que han sido cuestionarios contestados por sujetos con una motivación muy significativa.

---

[9] Debemos agradecer a Curtis Draves por la ayuda prestada, curtisdraves.org, ya que hizo posible la distribución de varios cuestionarios de nuestra investigación en el boletín de *Cross Cultural Communications. Connecting Us ALL* y en el portal electrónico de la California Federation of Interpreters: http://www.calinterpreters.org/survey-academic-research-malaga/. En este momento también se está ampliando el estudio a docentes e intérpretes profesionales.

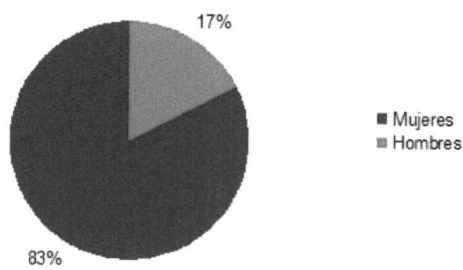

Figura 4: Participantes

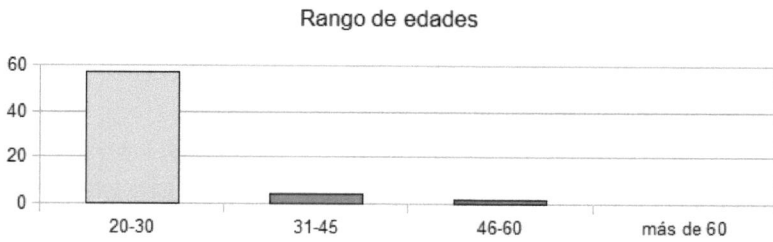

Figura 5: Edad de los participantes

La gran mayoría de los participantes se encuentran en la franja de edad correspondiente a la de estudiantes que cursan una primera licenciatura o grado universitario. Las gráficas siguientes muestran la edad y los idiomas de trabajo de los estudiantes que participaron en el estudio.

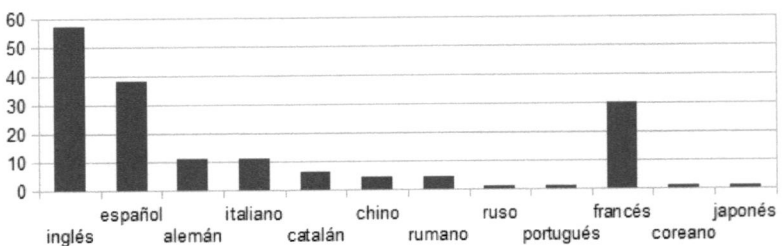

Figura 6: Idiomas de trabajo de los participantes

Hemos obtenido respuestas de estudiantes de diferentes nacionalidades; además de españoles, el mayor número de participantes eran de nacionalidad china e italiana. En cuanto a los idiomas de trabajo de dichos estudiantes, ocupa el primer lugar el inglés seguido de español, francés, italiano, alemán, catalán, chino y rumano. Otras lenguas como el ruso, portugués, coreano y japonés también están presentes en los cuestionarios recibidos.

De estos estudiantes un 44% habían cursado solo un año de formación en interpretación, un 46% dos años y finalmente un 10% más de dos años. Estos datos pueden guardar cierta correspondencia con las respuestas referentes a su experiencia en interpretación en el ámbito profesional. Solo un 5% de los participantes ha realizado estas tareas en muchas ocasiones, el 73% nunca ha realizado encargos profesionales y el 22% los ha realizado de forma ocasional. No obstante más de la mitad de los encuestados sí han realizado encargos dentro de programas de voluntariado.

¿Ha trabajado alguna vez como intérprete voluntario?

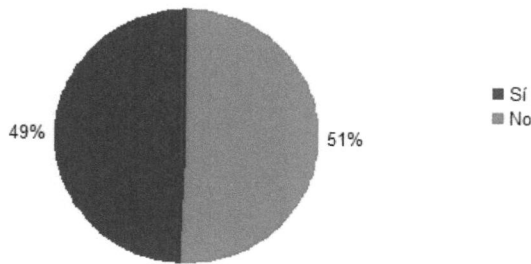

Figura 7: Interpretación en actividades de voluntariado

4.3.2. La formación

El 51% de los estudiantes recibe más de cuatro horas semanales de formación, un 32% de 3 a 4 horas y solo un 17% recibe de 1 a 2 horas. Por consiguiente podemos comprobar que la formación es intensiva en algo más de la mitad de los participantes.

En cuanto a la modalidad que más practican durante su formación obtenemos las siguientes respuestas:

	Muy a menudo	a menudo	a veces	de forma ocasional	nunca
consecutiva	33,00%	33,00%	11,00%	11,00%	11,00%
simultánea	36,00%	39,00%	4,00%	7,00%	14,00%
de enlace	0,00%	44,00%	30,00%	4,00%	22,00%

Figura 8: Práctica según modalidades

Con respecto a los temas de trabajo, los referentes al ámbito sanitario, se no se tratan con mucha frecuencia. No obstante, sí presentan porcentajes más altos cuando se trata de temas que pueden aparecer de forma ocasional durante las clases de interpretación. Estos datos demuestran que los temas relacionados con el ámbito especializado de la sanidad no son objeto de práctica frecuente en clase.

	muy a menudo	a menudo	a veces	de forma ocasional	nunca
generales	33,00%	44,00%	15,00%	7,00%	0,00%
políticos	29,00%	36,00%	18,00%	11,00%	7,00%
científico-técnicos	7,00%	19,00%	37,00%	26,00%	11,00%
legales	0,00%	22,00%	30,00%	37,00%	11,00%
médicos	4,00%	25,00%	32,00%	36,00%	4,00%

Figura 9: Temática de las prácticas del alumnado

4.3.3. Autoevaluación

Es de suma importancia que el alumno durante su formación interpretativa realice tareas de evaluación de su propia actuación en clase. Por esta razón se incluyó la correspondiente pregunta en el cuestionario, obteniendo sólo un 25 % de alumnos que sí había realizado alguna vez un ejercicio en el que fue crítico con su trabajo (Postigo Pinazo, 2008). La presencia de este tipo de ejercicios debería ser mayor dentro de las clases de interpretación junto con ejercicios de evaluación entre el grupo o entre parejas de alumnos.

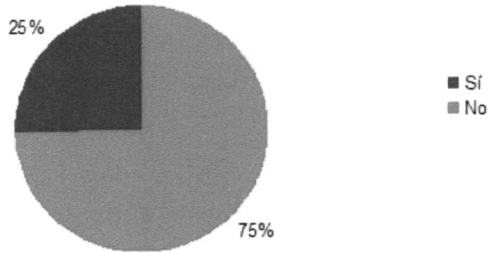

Figura 10: Autoevaluación

4.3.4. Evaluación de las fuentes documentales

Otro aspecto de interés es el uso de los recursos de documentación para preparar los encargos. Encontramos que los hábitos más frecuentes son la búsqueda y la lectura de información general sobre los temas objeto del ejercicio que tendrán que realizar. No obstante, aproximadamente un 20% de los estudiantes afirma que ha elaborado glosarios monolingües y bilingües y ha escuchado discursos o grabaciones sobre el tema en las lenguas de trabajo.

	muy a menudo	a menudo	a veces	de forma ocasional	nunca
Leer información general sobre el tema en la lengua materna	60,00%	20,00%	10,00%	10,00%	0,00%
Leer información general sobre el tema en el/los idioma/s B	30,00%	35,00%	20,00%	15,00%	0,00%
Realizar glosarios monolingües con terminología sobre el tema	5,00%	20,00%	25,00%	30,00%	20,00%
Realizar glosarios bilingües con terminología sobre el tema	30,00%	25,00%	30,00%	10,00%	5,00%
Escuchar discursos o grabaciones en la lengua materna sobre el tema	10,00%	25,00%	10,00%	30,00%	25,00%
Escuchar discursos o grabaciones en el/los idioma/s B sobre el tema	10,00%	20,00%	15,00%	35,00%	20,00%

Figura 11: Hábitos de documentación de los participantes

Los estudiantes de interpretación han podido conocer de primera mano cuales son las ventajas y desventajas de las fuentes documentales que utilizan para la preparación de sus clases. Es importante tener constancia esta opinión ya que desde el punto de vista del profesor, algunos recursos serán más útiles que otros, sin embargo el alumno puede tener una visión distinta. A continuación se muestra una tabla en la que figuran los porcentajes de alumnos y el grado de importancia que le conceden a cada herramienta, siendo 1 el menos importante y 10 el más importante.

	1	2	3	4	5	6	7	8	9	10
internet	0%	0%	4%	0%	4%	7%	0%	7%	4%	74%
revistas especializadas	11%	4%	0%	7%	11%	7%	0%	22%	37%	0%
textos monolingües especializados	4%	7%	7%	4%	11%	11%	4%	33%	11%	7%
textos bilingües especializados	7%	0%	4%	4%	11%	15%	44%	4%	7%	4%
textos comparables	11%	7%	4%	7%	4%	48%	7%	4%	4%	4%
textos paralelos	4%	4%	11%	4%	37%	4%	22%	0%	11%	4%
diccionarios bilingües	7%	11%	11%	41%	4%	0%	11%	0%	11%	4%
diccionarios monolingües	19%	11%	37%	0%	7%	7%	0%	11%	7%	0%
diccionarios bilingües especializados	7%	33%	15%	19%	7%	0%	0%	11%	7%	0%
diccionarios monolingües especializados	30%	22%	7%	15%	4%	0%	11%	7%	0%	4%

Figura 12: Relevancia de las fuentes documentales

El análisis de las herramientas en Internet y recursos documentales que utilizan arroja una visión que discrimina acertadamente ventajas e inconvenientes, a saber:

ventajas	inconvenientes
• Permiten acceder a una gran cantidad de información con rapidez. • Los recursos en Internet permiten una búsqueda documental ágil y además pone a disposición del usuario gran cantidad de material de referencia. • Existen textos que permiten familiarizarse con el tema y la creación de mapas mentales. • Facilidad de encontrar textos paralelos sobre las lenguas de trabajo. • Se pueden encontrar material multimedia que facilite la elaboración de glosarios.	• La documentación puede ser pertinente y demasiado exhaustiva. • Con ciertas combinaciones lingüísticas no existen demasiados recursos. • Internet no puede tomarse como una consulta fiable a un especialista en una materia. • No es totalmente fiable • Realmente no es siempre fácil conseguir la información que necesitamos para un encargo. • Deben crearse más glosarios especializados.

Figura 13: Ventajas y desventajas de los recursos de Internet

Un 63% de los estudiantes manifiesta estar satisfecho con las fuentes y estrategias documentales que utiliza, mientras que un 37% afirma no estarlo.

4.3.5. Evaluación de las destrezas

Generalmente el estudiante va adquiriendo consciencia de sus carencias y de sus puntos fuertes a la par que recibe la formación. Así, en la siguiente tabla se muestra el porcentaje del alumnado que cree poseer o no ciertas destrezas que están presentes en el proceso interpretativo.

¿Es capaz de...	sí	no
reconocer los factores contextuales que influyen en el proceso de interpretación?	81,00%	19,00%
documentarse con información apropiada y relevante al tema de la interpretación?	92,00%	8,00%
resolver con agilidad las dificultades que puedan surgir del discurso emitido (cifras, nombres, siglas)?	47,00%	53,00%
utilizar su capacidad de concentración y memoria a corto y largo plazo?	86,00%	14,00%
reconocer los elementos culturales y variedades lingüísticas de sus lenguas de trabajo?	89,00%	11,00%
utilizar la técnica de toma de notas en procesos interpretativos de complejidad reducida?	78,00%	22,00%
utilizar la técnica de toma de notas en procesos interpretativos de complejidad avanzada?	47,00%	53,00%
practicar la técnica de interpretación bilateral a un nivel elemental?	75,00%	25,00%
practicar la técnica de interpretación bilateral a un nivel avanzado?	44,00%	56,00%
practicar la técnica de interpretación consecutiva a un nivel elemental?	97,00%	3,00%
practicar la técnica de interpretación consecutiva a un nivel avanzado?	53,00%	47,00%
practicar la técnica de interpretación simultánea a un nivel elemental?	67,00%	33,00%
practicar la técnica de interpretación simultánea a un nivel superior?	39,00%	61,00%
elaborar glosarios específicos para la interpretación Adoptar un código ético y unas normas de actuación en el ejercicio de la profesión?	86,00%	14,00%
comprender y analizar discursos de temática general en sus lenguas de trabajo?	97,00%	3,00%

comprender y analizar discursos de temática especializada en sus lenguas de trabajo?	78,00%	22,00%
sintetizar oralmente discursos de temática general en sus lenguas de trabajo?	97,00%	3,00%
sintetizar oralmente discursos de temática especializada en sus lenguas de trabajo?	67,00%	33,00%
utilizar con eficacia la técnica de la traducción a la vista?	75,00%	25,00%

Figura 14: Percepción del alumnado con respecto a sus destrezas

La evaluación de sus propias destrezas es bastante positiva en general por parte del alumnado. No obstante, un 56% afirma que no ha practicado la técnica de interpretación bilateral en un nivel avanzado o especializado. Esto supone que no se ha realizado en el ámbito sanitario que requiere un alto grado de especialización. A esa circunstancia se suma la necesidad de precisión terminológica y agilidad debido a que la interpretación presencial está siendo sustituida por la telefónica en el ámbito hospitalario, de atención primaria y de urgencias a nivel global (Kelly, 2008).

4.3.6. Códigos éticos

Dentro de los programas de interpretación se están incluyendo cada vez más horas de formación sobre la buena práctica del intérprete para que el alumno conozca los códigos éticos y estándares de actuación que muchas asociaciones y listas de intérpretes recopilan para que los profesionales se adhieran a ellos. El alumno tiene que familiarizarse con conceptos como la neutralidad o la confidencialidad (Clifford, 2004) ya que formarán parte en el futuro dentro su práctica profesional (Roy, 1993:134). En la gráfica se observa cómo más de la mitad de los alumnos han trabajado alguna vez con estos códigos éticos, confirmándose así el papel que ya están jugando dentro de la formación de futuros intérpretes.

¿Ha trabajado alguna vez sobre los códigos éticos de los intérpretes?

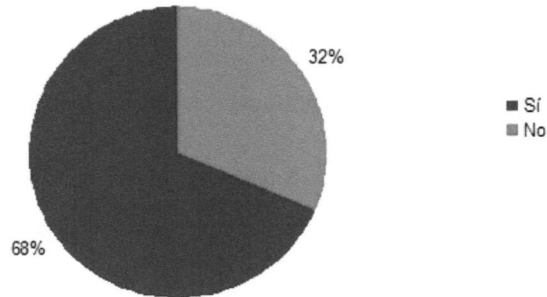

Figura 15: Conocimiento de códigos éticos

Por último, con respecto a la confianza en sus propias destrezas y la predisposición para realizar la interpretación médica, sólo un 23 % de los estudiantes encuestados manifiestan que estarían dispuestos a interpretar en situaciones médicas críticas. El resto no presenta tal disposición con lo cual corroboramos la afirmación de Brooke et al. (2011:136) con referencia a la buena predisposición para asumir riesgos como indicador de cualidades importantes del intérprete:

> […] mental flexibility and cognitive processing speed are the most important predictors closely followed by willingness to take risks and task switching ability and, to some extent, psychomotor speed. These five predictors were all significant and relatively powerful individual predictors, and together were the only combination of predictors to significantly and successfully predict group membership.

5. Discusión

El interés por la calidad de interpretación es objeto en la actualidad de un buen número de congresos científicos y trabajos de investigación (Olalla García *et al*, 2013). De igual modo algunos de estos trabajos de investigación tienen como protagonistas a los estudiantes y la evaluación de su trabajo. Ciertos estudios basados en cuestionarios recopilan opiniones de los intérpretes como Chiaro y

Nocella (2011:291) que, analizando los cuestionarios administrados por ellos, dedujeron que los intérpretes se inclinan por criterios orientados a la calidad de la interpretación y que estos criterios deben ser tenidos en cuenta por los docentes:

> In this case it is human beings themselves who are responsible for the quality of the process in question. As well as being unique, each interpreter must also manage the context (which is also always unique) in which S/he operates in the best possible way.

En nuestro caso, hemos querido orientar la investigación a un análisis de la percepción que tienen los estudiantes de su formación, tomando como referente investigaciones que se están realizando en este sentido para mejorar la calidad de la docencia como es el caso de Arumí Ribas y Domínguez Araujo (2014) que reclaman la necesidad de estudios empíricos sobre la formación en el aula. Lo hemos llevado a cabo mediante la administración de un cuestionario comprobando que los estudiantes sienten un profundo interés por todas las actividades y estrategias que les ayuden a mejorar sus habilidades.

Para el propósito de nuestra investigación los datos que arrojan las respuestas recibidas inciden precisamente en un compromiso claro e implicación del estudiante en su proceso de aprendizaje y en los códigos éticos. Un alto porcentaje de los encuestados manifiesta cierto recelo a la hora enfrentarse a una interpretación médica real en situaciones de riesgo. Este hecho podría explicarse fundamentalmente por el hecho de que la práctica de los discursos médicos o sanitarios no es muy frecuente en su formación a la vez que la modalidad de bilateral cara a cara o mediante diferentes tecnologías. Además, solo un 20% afirma que habitualmente tiene práctica en realizar glosarios especializados referidos a la temática médica o biosanitaria.

Estos resultados deben contrastarse con encuestas similares contestadas por intérpretes profesionales que también forman parte de nuestra investigación futura. Quizás puedan aportar datos que ayuden a diseñar nuevas estrategias docentes. No obstante, la investigación realizada hasta el momento nos sitúa claramente ante la necesidad de incrementar la práctica de la interpretación de enlace o bilateral con temática biosanitaria y el uso de recursos documentales especializados y nuevas tecnologías para así propiciar la autoestima y la confianza del futuro intérprete cuando tenga que enfrentarse a situaciones vitales para el paciente. En relación con esta propuesta, autores como Tymczyńska (2009) o Kelly (2008:185) proponen la creación de los denominados *practice scenarios* mediante glosarios especializados comunes en la interacción entre el proveedor de servicios y el cliente para las distintas parcelas de la interpretación comunitaria, dedicando especial atención a los recursos de la teleinterpretación médica. También sería conveniente contar con más trabajos como el Roat (2010) con materiales y estrategias atractivas basadas en casos reales que acerquen al estudiante al discurso especializado de la salud tan ineludible en las actividades profesionales de cualquier intérprete profesional.

El interés por mejorar la calidad de la formación de los estudiantes que exponemos en el marco de la Educación Superior nos ha llevado también a desarrollar proyectos relacionados con el ámbito médico y la interpretación que permitan la comunicación pacientes discapacitados intelectuales severos. La comunicación médica supone uno de los campos esenciales para dichos usuarios. De ahí que nuestras líneas de investigación futuras también abarcan la creación de recursos mediante herramientas TIC y estrategias para la comunicación efectiva con este grupo de pacientes cuyo número se encuentra actualmente en crecimiento, y universalizar la formación e implicación de los intérpretes profesionales en este campo[10].

6. Bibliografía

Aparicio, Aurora, Palacios, W. Daniel; Martínez, Ana María; Ángel, Isabel y Verduzco, Cecilia y Retana Elisa (2003): *El cuestionario. Métodos de Investigación Avanzada*. Disponible en:

---

[10] Prueba de ello es el proyecto coordinado por la Universidad de Málaga en el Departamento de Traducción e Interpretación denominado: "Enhancing communication: research to improve communication for people with special needs and development of TIC resources and tools". Número de proyecto: 2015-1-ES01-KA203-015625. (Universidad de Málaga). Profesor responsable: Encarnación Postigo Pinazo.

http://www.uam.es/personal_pdi/stmaria/jmurillo/Met_Inves_Avan/Presentaciones/Cuestionario_(trab).pdf

Amaro de Chacin, Rosa (2005): "Una experiencia de formación docente con la aplicación del Sitio Web "Investigación Didáctica". En: *Rev. Ped*, 26, 77. 11-18.

Angelelli, Claudia (2004): *Revisiting the Interpreter's Role. A study of conference, court and medical interpreters in Canada, Mexico and the United States*. Amsterdam y Filadelfia: John Benjamins.

Angelelli, Claudia (2011): "Can you ask her about chronic illnesses, diabetes and all that?". En Alvstad, Cecilia/Hild, Adelina/ Tiselius, Elisabet (eds.): *Methods and Strategies of Process Research*.Ámsterdam: John Benjamins. 231-246.

Angelelli, Claudia (2012): "Intercultural Discourse and Communication in a Specific Interactional Domain: Medicine". En Christina Paulston, Scott Kiesling, Elizabeth Rangel eds. *The Handbook of Intercultural Discourse and Communication* (430-448). Blackwell Handbooks in Linguistics. Malden, MA: Wiley-Blackwell.

Arumi Rivas, Marta / Esteve, Olga (2006): "Using instruments aimed at self-regulation in the foreign language and consecutive interpreting classrooms: An ethnographic-ecological approach to research". En *Electronic Journal of Foreign Language Teaching*, 3/2. 158-189.

Arumí Ribas, Marta y Domínguez Araujo, Lara (2014): "Sobre la necesidad de investigar la evaluación en el aula de interpretación: ejemplo de un estudio de caso". En
http://aldeeu.org/cuadernos/index.php/CALDEEEU/article/view/40.

Baistow, Karen (2000): *The Emotional and Psychological Impact of Community Interpreting*. Londres: Babelea.

Bischoff, Alexander (2006): "Measuring quality and patient satisfaction in healthcare communication with foreign-language speakers". En *Linguistica Antverpiensa*, 5. 177-188.

Chiaro, Delia/Nocella, Giuseppe (2004): "Interpreters' Perception of Linguistics and Non-Linguistic Factors Affecting Quality: A Survey through the World Wide Web". En *Meta* 2. 278-293.

Clifford, Andrew. (2004) "Is Fidelity Ethical? The Social Role of the Healthcare Interpreter". *TTR*, 17, 2. 89-114.

Corsellis, Ann (2006): "Making sense of reality". En *Linguistica Antverpiensia: NS5 - Taking stock: research and methodology in Community Interpreting.* 341-350.

Corsellis, Ann (2008): *Public Service Interpreting. The First Steps*. Basingstoke y Nueva York: Palgrave Macmillan.

Gaviolini, Laura/Baraldi, Claudio (2011): "Interpreters-mediated interaction in healthcare and legal settings: Talk organization, context and the achievement of intercultural communication". En *Interpreting*, 13:2. 205-233.

García Becerra, Olalla / Pradas Macías, Macarena / Rafael Barranco-Droege (2013) (eds.): *Quality in Interpreting: Widening the Scope*. Granada: Comares.

Hale, Sandra: (2006): "Themes and methodological issues in Court Interpreting research". En *Linguistica Antverpiensia*, vol.5, 205-228.

Kelly, Dorothy (2005): "The wrong way round: Consideraciones sobre la cuestión de la direccionalidad en la formación profesional y la formación de traductores". En García de Toro, Cristina/García Izquierdo Isabel: *Experiencias de traducción: reflexiones sobre la práctica traductora.* Servicio de Publicaciones de la Universidad Jaume I. 129-146.

Kelley, Kate/ Clack, Belinda/ Brown Viviene / Sitzia, John (2003): "Good practice in the conduct and reporting of survey research". En *International Journal for Quality in Health Care*, 15, 3. 261-266. Disponible en: http://intqhc.oxfordjournals.org/content/15/3/261.full.

Kelly, Nataly (2008): *Teleinterpreting: a Comprehensive Guide to the Profession*. Victoria: Trafford Publishing.

Macnamara, Brooke/ Moore, Adam / Kegl, Judy / Conway, Andrew (2011): "Domain-general cognitive abilities and simultaneous interpreting skill". En *Interpreting*, 13:1. 121-141.

Parrilla Gómez, Laura (2014): *El reto de una interpretación comunitaria de calidad: buceo en las necesidades formativas y análisis crítico de un corpus de interacción oral en el contexto biosanitario y de servicios sociales español*. Tesis doctoral. Universidad de Málaga

Postigo Pinazo, Encarnación (2008): "Self-Assessment in Teaching Interpreting". En *TTR*. 21/1, 173-211.

Roat, Cynthia (2010): *Healthcare Interpreting in Small Bites*. Victoria: Trafford.

Roy, Cynthia. (1993): "The Problem with Definitions, Descriptions, and the Role Metaphors of Interpreters". *Journal of Interpretation*, 6, 1. 127-154.

Ruiz Mezcua, Aurora (2010): *El equipo de interpretación simultánea y sus implicaciones didácticas*. Tesis Doctoral. Servicio de Publicaciones de la Universidad de Málaga. Disponible en: http://dspace.uma.es/xmlui/handle/10630/4732.

Russo, Mariachiara (2004): Community Interpreter, Liaison Interpreter, ad hoc Interpreter, Cultural Mediator...What kind of curriculum for such a multifaceted profession? En *The Critical Link 4: Professionalisation of interpreting in the community*, Estocolmo: Suecia. Disponible en: http://criticallink.org/conferences/conference-papers/critical-link-4.

Tymczyńska, Maria (2009): "Integrating in-class and online learning activities in a healthcare interpreting course using Moodle", *The Journal of Specialised Translation* 12: 149–165.

Wadensjö, Cecilia (1998): *Interpreting as Interaction*. Londres/Nueva York: Longman.

Wadensjö, Cecilia / Englund Dimitrova, Birgitta / Nilsson, Anna-Lena (eds.) (2007): The Critical Link 4: Selected papers from the 4th International Conference on Interpreting in Legal, Health and Social Service Settings, Stockholm, Sweden, 20-23 May 2004, Amsterdam & Filadelfia: John Benjamins.

Sign language interpretation in health care situations in Flanders

MIEKE VAN HERREWEGHE, Ghent University

1. Some background information

Belgium is a territorially based multilingual country where Dutch is spoken in the northern part, i.e., Flanders, French in the southern part, i.e. Wallonia, and German in a relatively small area close to the German border. Next to the official spoken languages two sign languages have been recognized: Vlaamse Gebarentaal (Flemish Sign Language or VGT) recognized by Flemish Parliament in April 2006 and la Langue des Signes de Belgique Francophone (French Belgian Sign Language or LSFB) recognized by the Parliament of the Francophone Community in October 2003. However, this paper will only focus on VGT and the Flemish deaf community in which there are approximately five to six thousand VGT-users (Loots et al. 2003).

Since the 1980s there have been two sign language interpreter training programmes, one in Ghent, one in Mechelen, both in adult education, and both are now part-time 4 year-programmes (Van Herreweghe & Van Nuffel, 2000). Since 2008-2009 a new Bachelor in Applied Linguistics (with VGT as one of the two foreign languages studied) to be followed by a Master in sign language interpretation has been set up at Lessius Hogeschool (Antwerp). However, no interpreters have graduated from that programme yet.

In 1994 the "Communicatie Assistentie Bureau" was established as a central sign interpreting agency and has been subsidised by the Flemish Government since, so it basically holds a monopoly. Its main tasks are the following:

- When deaf (and hearing) clients send in an application for an interpreter, the agency looks for (and finds) an interpreter.

- The agency takes care of all the paper work, i.e., both application files for deaf clients and financial paperwork for interpreters.
- The agency is also the point of contact for the Flemish government (Van Herreweghe & Vermeerbergen, 2006).

As for financial arrangements, deaf people who have been granted the necessary status after their application has been approved, are entitled to a number of "interpreting hours" paid by the Flemish Government) (Van Herreweghe & Vermeerbergen, 2006):

- 18 (or max. 36) interpreting hours per year in "private" situations (e.g., to go to the notary when buying a house, for a parent-teacher conference at the school of the children, etc., but also in personal health care situations);
- 10% of work time for work related matters;
- a differing number of hours in education (with a maximum of 12 hours per schoolweek).

The interpreter's travel costs need to be paid by the (deaf) client and (at the time of writing) interpreters get an average of €31.4 per hour started.

In 2008 there were 142 active interpreters in Flanders of whom most interpret only irregularly as can be seen in the Table 1 (De Witte, 2008).

Table 1. Hours interpreted in 2008 by number of interpreters

Hours interpreted in 2008	Number of interpreters
Fewer than 64	67
64 to 160	28
160 to 319	20
319 to 478	10
478 to 637	8
637 to 797	6
More than 797	3
Total	142

According to the Central interpreting agency (cf. http://www.cabvlaanderen.be), there has been a slight raise in the past few years in the number of hours interpreted in private situations as is demonstrated with the difference between 2006 and 2008 in Table 2. Of the hours interpreted in private settings less than 10% went to health care situations (although we may have to be careful with the numbers since not all clients and interpreters report on this accurately) (De Witte, 2006 & De Witte, 2008).

Table 2. Number of interpreted hours in private situations and in health care settings

Year	Hours in private situations	Hours in health care settings	Percentage
2006	4919	436	8.86%
2008	5913	562	9.50%

This seems to be corroborated by the information given by the interpreters in the questionnaires (see further down) as can be seen in Table 3. Only four interpreters report to already have interpreted more than 50 times in medical settings.

Table 3. Number of interpreters interpreting in general and in medical settings

General\Medical	1-2 x /month	3-5 x /month	6-10x /month	More than 10x /month	unknown	Total
1-2x					1	1
3-5x		1		5		6
6-10x	2		1	2		5
10-50x			2	3		5
More than 50x		1		2	1	4
Total	2	2	3	13	1	21

This is strikingly different from the United States where deaf citizens are granted a general right to interpreting services both under section 504 of the Rehabilitation Act of 1973 and under the Americans with Disabilities Act (ADA). The result is, as one agency reported, that the majority of requests for services they receive are for medical interpreting (RID Views, 1999, p.13; in Swabey & Taylor, 2006)). Indeed, more recently Swabey, Alvarado-Little, & Taylor (in Swabey & Taylor, 2006) estimate the rate of medical requests in the US at 30-50%.

2. Methodology and participants

In order to get a first idea about issues and dilemmas in health care interpretation in Flemish Sign Language a questionnaire was e-mailed in the spring of 2009 to 144 active VGT interpreters and 25 filled-in questionnaires were returned. Four of them indicated that they had no experience with interpretation in health care situations, so the remainder of this paper will be based on information from 21 questionnaires. Of those 21 respondents 19 were female and 2 male (more or less reflecting the proportion of female and male sign language interpreters in Flanders). They belonged to the following age groups: 18 – 29 years old: 5; 30 – 39 years old: 7; 40 – 49 years old: 5; and 50 – 59 years old: 4. Sixteen of them had graduated from the Ghent programme and four from the Mechelen programme. Most of them were living in the western part of Flanders: in East Flanders: 8; in West Flanders: 7; in Antwerp: 3; in Limburg: 1; in Flemish Brabant: 1; and 1 unknown.

From Table 1 it can be deduced that in 2008 only 17 interpreters interpreted more than 10 hours per week and nearly all of them responded to the questionnaire. Consequently, most of the questionnaires were returned by the more active and more recently graduated interpreters as can be seen in Table 4 (2 respondents did not provide their graduation year).

Table 4. Date of graduation x frequency of interpreting

Graduation \ Frequency of interpreting	Before '81 or no certificate	'81 – '89	'90 – '94	'95 – '99	'00 – '04	'05 – '09	Total
1-2 x /month						2	2
3–5 x /month				1		1	2
6–10 x/month	1				1	1	3
More than 10 x/month	1	1		2	2	6	12
Total	2	1	1	2	3	10	19

Next to the questionnaires information was obtained via a focus group discussion of about 2.5 hours with four very active interpreters in July 2009. Each of these had more than average experience of interpreting in health care settings. Finally I conducted a 2 hour in-depth interview (in Flemish Sign Language) with one deaf female adult in July 2009, who had been hospitalised about a year before.

3. Issues and dilemmas

3.1. Legal and financial issues

Table 5 gives an overview of the types of situations in which all the interpreters together report to have interpreted since their graduation. Again these numbers may not be accurate (since they are based solely on the questionnaires) but they do give an indication of the fact that not many deaf clients hire interpreters for a consult with their general practitioner but mostly hire an interpreter in more complex situations (for a consult with a specialist doctor, at hospitalisation, during an operation, etc.).

Table 5. Number of interpreted encounters in different health care situations.

Health care situation	Number of interpreted encounters
Specialist doctor	261
General practitioner	96
Hospitalisation	78
Psychologist / Psychiatrist	More than 21 (mainly due to one interpreter who claimed to have interpreted in this setting "on a regular basis for one client")
Operation	19
Work-related medical examination	6
Information session on pregnancy etc.	4
Medical school examination	1
Euthanasia counselling	1
Other	1

Since deaf clients are only entitled to 18 hours of interpreter services a year in private situations, many are very careful about when to ask an interpreter so as to make sure that they still have enough hours left at the end of the year for possible emergencies. This is probably the main reason why interpreter services are hired more for specialist doctors than for general practitioners. Most deaf people seem to only hire an interpreter when they have to go to a new doctor and do not visit their own general practitioner with an interpreter. The deaf interviewee stated that she has had a good relation with her general practitioner for more than 30 years now and that in the last few years they have started to communicate to each other by means of the computer where the general practitioner would type in a question and she would type a reply, etc. so that she would never hire an interpreter in that situation. According to her, this is what deaf people generally do in Flanders. An additional reason why so few deaf people hire an interpreter when they need a consult with their general practitioner is because they are afraid that they may lose valuable interpreter time when they have to wait in the waiting room before seeing the doctor, even when they have made / can make an appointment because it is always possible that the doctor runs behind. This seems to be comparable to the situation in the Netherlands where very few deaf people make use of an interpreter for a consult with their general practitioner (Smeijers & Pfau, 2009).

3.2. Practical issues

In the questionnaires a number of practical issues were reported on, and this was corroborated in the focus group discussion and in the interview with the deaf person. Some of these practical issues can actually easily be solved, but some are more difficult to be dealt with.

Some interpreters complained about basic issues such as finding the client, e.g. at the hospital entrance, in the waiting room, etc. when they have never seen the client before. A very simple solution to this would be for the interpreter to wear an interpreter's badge, but apparently some interpreters object to this for reasons of privacy.

Some practical issues are related to visibility as interpreter and deaf client need to be able to see each other at all times for communication to take place. Interpreters reported on doctors or nurses explaining or asking something when a deaf person is inside a scanner, during an eye examination or during psychotherapeutic relaxation techniques by means of closing the eyes, etc. A solution to all of these problematic communicational situations is to ask the doctor or nurse to explain everything before visual contact between deaf client and interpreter is broken. Since it is frequently the case that the interpreter is the only person present who may have had experience in such situations, it seems to be advisable for the interpreter to negotiate this (and not expect doctor, nurse or deaf client to come up with this solution). Something similar occurs when a doctor explains by means of pointing at photo's, scans, etc. The doctor needs to point at something in silence while the deaf person (and the interpreter) can watch and the doctor can only afterwards give the explanation. A related issue is when interpretation in an ambulance is required. The interpreter needs to sit in the back together with the deaf client, but this is normally not allowed and needs to be negotiated (by the deaf client or by the interpreter?).

A more crucial issue is related to not having enough time, as one interpreter wrote down (my own translation):

"Sometimes the doctors treat the deaf patients as a minor and/or a retarded person or in a patronizing and childlike manner. When the doctor has enough time and the interpreter gets the time for proper introductions, then there are hardly any problems, but frequently the specialists haven't got enough time and everything has to be sorted out quickly and then things go wrong at different levels and there's a bitter aftertaste… I have often wondered if it wouldn't make sense for the deaf person to say that s/he is deaf when s/he makes an appointment and to say that there will be an interpreter. Maybe in such a way annoying situations could be avoided. Not all deaf people are assertive enough to stand up to a doctor and instead let the interpreter explain and answer everything and make the arrangements, which is a role I do not like."

Obviously this is not just a problem of time, but is emblematic of the power relation between doctor and patient. This also sometimes arises in the positioning of doctor, deaf patient and interpreter. It is normally advised that the interpreter sits next to or close to the doctor so that the deaf client can easily see both doctor and interpreter more or less at the same time. However, some doctors do not allow the interpreter to sit next to him/her, which may be due to a perceived invasion of this power relation. The solution to this would be for the deaf person to explain why this is necessary for his/her ease of communication. If the deaf person doesn't do this, the interpreter may need to do, but this has to be broached very carefully, as one interpreter reported: "I always play the role of stupid interpreter, of underdog".

Furthermore, some practical issues are related to potentially embarrassing situations when interpreters witness intimate examinations (e.g. prostate, gynecology, etc.), especially when they are of the opposite sex (which is frequently the case since there are many more female than male sign language interpreters in Flanders). Obviously this needs to be talked about beforehand, since some deaf patients and interpreters prefer it if the interpreter is not present during such an examination. In such a case all the necessary information of what the doctor is going to do is given (and interpreted) beforehand so that the interpreter can leave the surgery during the examination. Other deaf patients prefer the interpreter to remain present during the examination, and the interpreter then tries not to look at the deaf client's naked body but keeps eye contact as much as possible. Most interpreters feel it is very important to know about this beforehand so as not to be surprised on the spot. The deaf interviewee recounted that her husband once during a medical examination had to undress, and when he came out of the dressing cubicle, the (female) interpreter was so shocked to see him naked that she immediately ran out of the surgery leaving him behind with no interpreter. Since then he has always talked to the interpreter before any examinations had to take place.

Finally, some potentially dangerous situations were reported on, especially in radiology where it is important for the interpreter to also be protected (which is sometimes forgotten) or to be asked whether she is pregnant (which is even more frequently forgotten). It mostly seems to be the interpreter who has to take responsibility here.

3.3. Relational issues

In the questionnaires a number of relational issues were touched upon. Most interpreters (17 out of 21) prefer to only interpret in medical settings for clients they do not know personally. All claim that a relationship of trust is important (but that is also the case in other settings) and most claim that interpreters need to show empathy with the deaf client. Some interpreters reported to prefer not to interpret for somebody they know (reasonably) well when bad news is expected. This was corroborated by the deaf interviewee who recounted that one of her deaf friends took her hearing sister (who is also a sign language interpreter) with her for a consult with an oncologist. The doctor told the deaf patient that she had a lethal form of cancer and that she would probably only have three months to live, but the sister/interpreter was so taken aback by this news, that she did not interpret this (and even did not tell her sister afterwards either, so that the deaf patient never knew how serious her illness was).

At the same time, according to the interpreters, some deaf clients prefer an interpreter they know well (and trust) (and they afterwards like to talk to the interpreter as a friend about the medical problem), but some deaf clients prefer an interpreter they do not know at all. According to the deaf interviewee this has become more and more so since the case just mentioned above (which has stirred up a lot of discussion in the Flemish deaf community).

Some interpreters reported on the fact that they sometimes seem to find themselves "in the middle" since there can be a perceived allegiance of the interpreter with the health care provider and with the deaf patient (both as seen by the deaf client). Since both interpreter and health care provider are hearing, this can be felt as threatening so that some deaf patients may seem to be wary of issues of control by both hearing interactants over the deaf patient. This can mainly be solved by positioning the interpreter next to the doctor so that the doctor nearly has to address the deaf patient directly rather than addressing the interpreter (who is sitting next to him/her), which sometimes occurs. At the same time there can be a perceived allegiance of the interpreter with the deaf client since both use Flemish Sign Language and this seems to generate a feeling of trust. Apparently it frequently happens that the deaf client after the consult asks the interpreter whether it would be wise to follow the prescribed treatment, whether the interpreter thinks it's a good doctor, etc. Due to this perceived allegiance some deaf clients seem to bestow more trust on the interpreter than on the doctor they have just visited.

3.4. The interpreter's role

In sign language interpreting training programs it is firmly stressed that the interpreter should behave as an objective professional and obviously adhere to the code of ethics in which impartiality, confidentiality, etc. is observed. However, even though interpreters may be educated in this way, that frequently clashes with how health care providers and deaf clients see the interpreter's role.

3.4.1. From the perspective of the health care provider

Interpreters frequently reported that they are regularly regarded as counsellors or helpers by health care providers. Some examples mentioned by interpreters in the questionnaires and the focus group discussion are:

- the doctor asks the interpreter for background information about deaf patient (his/her personal and/or medical history, which medication the deaf patient takes, etc.);
- the doctor asks the interpreter for advice (e.g. "The doctor asked me: "How would you explain that to the deaf-and-dumb person; do you think he is intelligent enough to understand?"");
- the doctor / the nurse expects the interpreter to accompany the deaf patient to the changing room and to help him/her to undress;
- the doctor asks the interpreter to make sure that the deaf patient takes his/her medication every day;
- in case of an emergency when there are no family or friends around, the interpreter is expected to register the deaf patient (both in the ER and the hospital), to help carry bags, to get medication at the hospital chemist's, etc.;
- the receptionist explains to the interpreter where toilet, waiting room, X-rays, etc. are and expects the interpreter to accompany the deaf person to the toilet, waiting room, X-rays, etc.;
- the doctor expects the interpreter to text (after the consult) results of a biopsy to the deaf patient;
- the doctor expects the interpreter to drive the patient home afterwards.

Health care providers also frequently seem to think that the interpreter has a (romantic/sexual) relationship with the deaf client. This is probably due to the closer physical contact between the interpreter and the deaf client (in order to attract attention it is necessary for the one to touch the other on the arm, etc.). This seems to be especially a problem when the same interpreter interprets for the same patient for various consults with the same doctor. Consequently health care providers frequently expect the interpreter to be there when the deaf person has to undress completely (see above).

Finally, interpreters are usually regarded as Deaf culture specialists by the health care providers. Nurses sometimes ask for certain signs so that they can address the patient directly or they sometimes ask advice as to how to go about contacting, addressing, etc. deaf patients. A few interpreters also reported on the odd occasion when a doctor doesn't know how to explain the medical problem to his/her patient, and starts explaining it to the interpreter, expecting the interpreter to be able to explain everything in such a way that the patient does understand.

3.4.2. From the perspective of the deaf client

Most interpreters reported on the fact that certain (not all) deaf clients clearly regard the interpreter as counsellor or helper, and when the interpreter doesn't want to take on this role, s/he is considered to be a bad interpreter (whose services they won't use again). Many interpreters reported on being in a waiting room together with the deaf client when the deaf client starts explaining his/her medical history to the interpreter and asks the interpreter for advice. A good many deaf clients apparently expect the interpreter to explain his/her problem to the doctor, and this is especially the case when the same interpreter has interpreted for the patient before and/or when they had already talked about this in waiting room. Some interpreters therefore avoid being in the waiting room together with the deaf client.

One interpreter reported on an instance when she was portrayed as a Deaf culture specialist by the deaf client to the doctor: an otologist wanted to implant the deaf client's child with a cochlear implant, but the deaf person was strongly opposed to this intervention and sought help from the interpreter to explain to the specialist doctor why he did not want this.

3.4.3. From the perspective of the interpreter

Usually interpreters regard themselves as objective professionals (in line with their training), but sometimes interpreters feel they need to be cultural mediators and are not sure whether they are allowed to do this. One (recurrent) example is when a doctor asks the deaf patient how s/he feels and the deaf patient would explain their medical history starting ten years before (as is fairly customary in the Deaf world and as such this can be regarded as a cultural difference). Some interpreters feel they need to explain to the doctor that this is "the Deaf way" rather than just interpreting all of this. Other interpreters feel they need to explain to the deaf client that the doctor only wants more recent information.

However, a few interpreters acted differently. Some examples from the questionnaires:

- "Especially in medical situations I would ask for extra information when you know that it is important but when the deaf client doesn't think about it at the time".
- "When the doctor starts talking about medication I'll immediately ask him/her to write that down even when the deaf client doesn't ask it him-/herself, or when the doctor refers to another doctor I'll ask the doctor to legibly write down the necessary information".
- "The doctor writes down in short how much medication the patient needs and asks me to explain it to her in detail. I afterwards made a complete scheme on how and when to take medication as I thought it too important".
- "If a next appointment needs to be made, I'll ask the receptionist to already take care of that so that I can be there as well (obviously only with consent of the deaf client)".
- "Sometimes you need to encourage the deaf person to ask questions; sometimes you repeat this when you see that the deaf person is afraid and doesn't dare to ask questions. You sometimes need to interpret this towards the doctor (if you interpret regularly for the same client you can see from their body language when they dare to be assertive and when they don't)".

These examples were presented in the focus group discussion and were strongly rejected by the interpreters present as unprofessional behaviour, but all of them acknowledged the fact that these examples are not all that exceptional and that they all know interpreters who would act in such a way.

3.5. Ethical issues and dilemmas

Finally all interpreters mentioned the fact that had experienced struggles with certain ethical issues and dilemmas and that they did not always know how to deal with these. Some examples mentioned are:

- The doctor asks the interpreter not to interpret something. This can be a negative remark with respect to the deaf client as: "It's always the same with these deaf people, they always want more points on their disability scale". Or it can even be worse: "Once the doctor was telling me how stupid the deaf client was and I interpreted that of course, so that the doctor was angry, and naturally the deaf person as well". Fairly frequently this relates to a conversation with another doctor, or members of the family, etc. It seems that many health care providers only expect the interpreter to interpret what is being said between doctor and patient, but no conversations with other people present. Some doctors can actually get quite angry when they realise the interpreter is also interpreting these other conversations.

- On the opposite side it also happens that when a deaf client is accompanied by their deaf partner and the interpreter interprets private conversations between the two, that this is considered problematical by the deaf client. One interpreter reported on a deaf client getting really angry with her because she had interpreted the conversation between the deaf client and their deaf partner about how to get the most out of a work- related medical exam.

- In hospital, other patients sharing the same room with the deaf patient frequently ask the interpreter to explain what is wrong with the deaf patient or tell the interpreter (impertinent) things about the patient when the patient has left the room. Therefore most interpreters feel it is better to also leave the room when the deaf person has to go (for whatever reason).

- Some interpreters stated that a doctor had suggested that in future it would be better to have a hearing family member instead of an interpreter, so that he can explain everything to the hearing family member instead which goes a lot faster according to the doctor.

- When the patient is treated in a patronizing way, interpreters frequently feel the urge to stand up for the deaf client, to take their side, to move from neutrality into allegiance with the deaf client against the doctor, but they know they are not supposed to do that.

- One interpreter reported about a deaf client who was so happy about his positive medical results that he started to talk to the interpreter about this in the local deaf club with a lot of other deaf people being part of the conversation. The interpreter did not really know how to handle this since she felt it could be regarded by the other deaf people present as a breach of confidentiality from her part and as such as a grave professional mistake.

- Another interpreter reported on the fact that she witnessed the deaf client lying: at a medical exam where it had to be determined how much financial benefit the deaf client would get the deaf client insisted that he couldn't speak while the interpreter knew that he could speak quite understandably. The interpreter felt that she couldn't say anything about this to the doctor examining the deaf patient, but she did feel very uncomfortable.

- One step further in this process is when the interpreter actually actively gets involved in the lie. One interpreter talked about a work-related medical exam where the deaf client claimed that he couldn't drive a car stating that the interpreter had driven him to the doctor's surgery (which was not the case). The interpreter felt she couldn't say anything about this to either the deaf client or the doctor, but did decide afterwards to never interpret for this deaf client again. However, that did not really resolve the issue and she still had not come to terms with the whole episode.

4. Conclusions

This paper reports on a first study revealing some of the problems in Flanders in interpreted health care situations. Clearly, more in-depth investigation remains absolutely necessary. Flemish Sign Language interpreters with experience in health care settings reported not only on some basic legal, financial and practical issues, but also on more challenging relational issues, the role of the interpreter from different perspectives and a number of ethical dilemmas. It has become clear from their experiences that training on these issues in health care settings is called for as most interpreters do not know how to deal with the issues discussed in this paper. Moreover many interpreters feel the need to talk about these dilemmas with other people but at the moment there is hardly a framework for that in Flanders. Therefore some system of mentoring and monitoring seems to be called for. Furthermore, there is an absolute need for deaf clients to be informed and trained on how to use an interpreter in general, but certainly also in health care settings. Finally, it is necessary to devise ways in which health care providers can be informed on the role of the interpreter in health care settings. This will not only be beneficial to the communication between all partners, but also to the interpreters themselves and to all clients, deaf or hearing.

5. References

De Witte, Dirk, *Statistische info tolkenwerking CAB 2006*, http://www.cabvlaanderen.be/f_main.aspx?pag=documenten

De Witte, Dirk, *Statistische info tolkenwerking CAB 2008*, http://www.cabvlaanderen.be/f_main.aspx?pag=documenten

Loots, Gerrit, Isabel Devisé, Guido Lichtert, Nathalie Hoebrechts, Carine Van De Ginste and Ingrid De Bruyne, *De Gemeenschap van Doven en Slechthorenden in Vlaanderen. Communicatie, Taal en Verwachtingen omtrent Maatschappelijke Toegankelijkheid*. Gent: Cultuur voor Doven, 2003.

Smeijers, Anika S. and Pfau, Roland, Towards a Treatment for Treatment On the Communication between General Practitioners and Their Deaf Patients, *The Sign Language Translator and Interpreter* 3(1), 2009.

Swabey, Alvarado-Little, & Taylor, Marty, *Interpreting in Medical Settings: Synthesis of Effective Practices*. Focus Group Discussions. A Report Commissioned by CATIE Center, College of St. Catherine and the NCIEC, 2006 (http://www.medicalinterpreting.org/PDF/DRAFTLitReview.pdf)

Van Herreweghe, M. & Vannuffel, M., Sign (Language) Interpreting in Flanders, *2000 Journal of Interpretation*, Registry of Interpreters for the Deaf Publications, Silver Spring, MD, 2000, p. 101-127.

Van Herreweghe, M. & Vermeerbergen, M, Deaf signers in Flanders and 25 years of Community Interpreting, Linguistica Antverpiensia LA-NS5, special issue edited by Erik Hertog & Bart van der Veer, "*Tacking Stock: Research and Methodology in Community Interpreting*", 2006, p. 293 – 308.

Medical Interpreting in Canada: a beacon or a glimmer of hope?

MARCO A. FIOLA, Ryerson University, Toronto

1. Introduction

For the past decades, but more specifically since the mid-90s, Canada has been recognized as one of a handful of jurisdictions where community interpreting[1] enjoys a status that is approaching that of other language professions. Full recognition, in our opinion, requires three things to happen: the acknowledgement of the usefulness of community interpreters; the acknowledgement that community interpreting, much like other language professions, goes beyond bilingualism; and, the acknowledgement by professional associations that they have a role to play in ensuring that community interpreters are well represented and that the public is protected. When all three conditions are met will we able to talk about community interpreting as a true and full profession in Canada.

The following pages will address in further detail what needs to happen before community interpreters are fully recognized as the language professionals that they are. The first condition, that of the need for interpreters, is increasingly acknowledged by service providers, and if many service providers still rely on un-trained, or even child interpreters, it is not that they do not know better: it is that they believe that this is the easiest solution to a problem that is far more complex than they imagine.

---

[1] In this paper, the term "community interpreting" refers to what is sometimes referred to as "public service interpreting" (Corsellis 2008). However, "community interpreting" remains the most widely accepted term in Canada and is understood in this paper to include, without being limited to, "medical interpreting" or "healthcare interpreting". The term "medical interpreting" should not be understood to include, at least in this paper, "mental health interpreting".

In this chapter, we will explore the Canadian context in an attempt to explain some of the main reasons that might be acting as barriers to full professional recognition of the profession of community interpreting. Our main objective, however, is to provide the reader with a better understanding of the situation of medical interpreters in Canada. In order to give you a clearer idea of what is being done in Canada in medical interpreting, we will attempt to describe the legislative context in which healthcare interpreting services are provided, the healthcare system itself, the so-called language "professions," the situation of medical interpreting in Canada, and the standards of practice generally used in the industry. Finally, looking toward the future, we will make a number of recommendations aimed at helping develop the profession and, ultimately, the quality of healthcare interpreting services, in Canada and abroad.

2. The Legislative Context

Canada is a Parliamentary Democracy and a Constitutional Monarchy made up of 10 provinces and three territories. This means that there are one Federal and 13 provincial or territorial governments. Jurisdictions are divided among the two main levels of government, federal and provincial. For example, provinces are responsible for Civil Law, Education, and Health, while the federal government is responsible for Defence, Immigration, and Unemployment Insurance, among others. As for Health, in addition to ensuring the provision of health care services to Aboriginal people living on reserves, the federal government is responsible for health as a leader and partner, a funding institution, a guardian and regulator (responsible for public health watch and accreditation of health care institutions), and information provider (with respect to public health policies and practices). Provinces and territories are responsible for the provision of health care services to the remainder of the population, including New Canadians (i.e. immigrant and refugee populations), as well as accrediting health care professionals.

When it comes to language services, the Canadian legislative landscape is also shaped by its language policies. Although Canada is often referred to as a bilingual country, it should not be mistaken for a country of bilinguals. Canada's official bilingualism is institutional, not individual, as only 17.45% of the Canadian population can speak both official languages (Statistics Canada 2006). In 1969, the Canadian Government passed the *Official Languages Act*, by which English and French are made official languages at the Federal level. This means, among other things, that citizens can ask to receive their federal services in English or in French, whenever the number justifies it. Under the Canadian Charter of Rights and Freedom, which is at the basis of the Canadian Constitution, minority language education rights are guaranteed for certain citizens belonging to French or English-speaking minority communities so that they may be educated in their own language. These rights are subject to the limitations clause, or notwithstanding clause, which was used in Quebec until 1993 to maintain its own language law.

3. The Canadian Healthcare System

Canada has a universal, publicly-funded health care system, and this means that all Canadian citizens and permanent residents have access to a comprehensive range of health-care services, free of charge. These services are funded by the federal and territorial or provincial governments. Hospitals and community health-care clinics, as well as physicians working in private practices, are compensated by the government on a fee-for-service basis. It should be noted that the current fee schedule used by provincial and territorial health-care plans does not take into consideration the extra time they needed for medical visits requiring the services of interpreters. In addition, because interpreting is not a medical act, but only a way to facilitate the application of medical acts, the current health-care fee schedule does not provide for the compensation of interpreters. Medical practitioners who work in private clinics—that is, not in hospitals or community health clinics—have to pay their own expenses, which means that they have to see a certain number of patients per day in order to cover their expenses. This may explain why doctors are sometimes reluctant to use interpreters, as this systematically requires more time than communicating directly with the patient. Anything that may be perceived as time-consuming is therefore an inefficiency that should be avoided whenever possible. On the other hand, it is a well documented fact that a lack of communication in the health-care setting can lead to over-used emergency services, repeat visits, misdiagnosis and poor treatment follow-up.

4. The Language Professions

Even though it may seem that the need for community interpreting is a relatively recent phenomenon, language professionals or practitioners pre-date the arrival of Europeans in North America. French explorer Jacques Cartier, who discovered what was to become Canada, captured and took with him to France two Aboriginal persons, had them learn French, and used them upon his return as interpreters, in the mid-16th Century. Such interpreters, including missionary linguists, always played a key role in the cross-cultural relations with First Nations, but also between the French and British rulers and the subjects of New France (later British North America, then Canada).

In 1969, the Official Languages Act was enacted, giving rise to a legislated need to use language professionals. In Canada, language professions —that is the professions recognized by professional organizations— include Translators, (Court) Interpreters, Conference Interpreters, and Terminologists. In order to become certified by these associations, language professionals must have one of the official languages in their language combination. In addition, they have to have a degree in translation, work experience and be mentored by another certified professional (in Quebec) or take a certification test administered by the Council of Translators, Terminologists, and Interpreters of Canada (CTTIC) in order to become certified (elsewhere in Canada).

Back when the Official Languages Act was adopted by Canadian Parliament, universities were mandated with organizing and teaching full undergraduate degrees for languages professionals working in official languages. Nowadays, there are 9 universities with a B.A. in translation (mainly from English into French), training about 300 translators per year, although the demand is said to be much higher (CTISC 1999: 83). There is but one M.A. program in Conference Interpreting with fewer than 10 graduates per year. As for terminologists, they must take the translator training, while court interpreters have little formal training at all.

These professions are represented by eleven professional organizations, each representing a given province or territory. In turn, these associations are members of CTTIC, the Canadian Translators, Terminologists, and Interpreters Council. New Brunswick, Quebec, Ontario and British Columbia benefit from provincial legislation that grants them the exclusive use of certified titles, which means that while it is still possible to present oneself as an interpreter, in these jurisdictions it is illegal to use the title "Certified Interpreter" without being a certified member in good standing of the local professional association.

To these eleven associations, one can also add other organizations aimed at advocating for language professionals. The most important ones include Critical Link Canada, the Healthcare Interpreting Network, the Association of Visual Language Interpreters of Canada, and the Literary Translators Association of Canada. The *Association internationale d'interprètes de conférence* (AIIC) also has a Canadian chapter.

Other organizations also represent special groups within the greater language industry, including the Association of the Language Industry (AILIA), the Association of Canadian Corporations in Translation and Interpretation, the Network of Translators in Education, the Court Interpreters Association of Ontario, for example.

Therefore, many organizations aim at advocating on behalf of language professions within and outside the language industry, but CTTIC and its member organizations have by far the largest membership, and can be therefore be deemed the most representative of the professions.

5. On what is a profession

Since this article deals with the professionalization of a practice, it may be useful to look at the conditions that should be met for a given practice to be considered a profession. The concept of "profession" has been the object of much discussion over the years, and it is interesting to look at how the concept has evolved, or not rather stayed relatively the same, over the years. According to Sidney and Beatrice Webb ([*New Statesman,* 21 April 1917] as quoted in United Kingdom Competition Commission, 8 November 1977, ch. 7, p. 44):

> "[a] profession is a vocation founded upon specialised educational training, the purpose of which is to supply disinterested counsel and service to others, for a direct and definite compensation, wholly apart from expectation of other business gain."

Likewise, under the entry "profession," the OED indicates that professions involve the application of specialized knowledge of a subject, field, or science to fee-paying clientele. Closer to us, Kasher (2005) writes that "[i]t is axiomatic that 'professional activity involves systematic knowledge and proficiency'".

Finally, Perks (1993: 2) writes that "[p]rofessions are distinguished from other occupations represented by trade groups due to their level of legal recognition."

Therefore, if we were to summarize these definitions, we could generally agree that the term "profession" should be used to refer to a practice that is:

1. legally recognized[2]
2. founded upon specialized educational training in a subject, field, or science[3]
3. aimed at providing disinterested counsel and services to others.
4. for compensation.

---

[2] In Canada, in jurisdictions with legislation aimed at protecting the use of the term "certified" in professional titles, as in "Certified Translator", medical interpreters are covered, unlike court and conference interpreters.
[3] In Canada, there is very little formal training for medical interpreters, unlike translators, conference interpreters, and terminologists.

Should we hold these conditions to be true, therefore positing that a profession cannot exist outside of these, we can say that, at least in Canada, health care interpreting *is not* a profession since it is not legally recognized and it is not founded on specialized training. In addition, since non-interpreters (such as ad hoc interpreters[4]) are often used to bridge the language and culture gap between healthcare service providers and users, we can safely say that healthcare interpreting in Canada is not always performed by individuals who are providing disinterested services, and they are certainly not always compensated. However, things are changing and there may be reason to be cautiously optimistic. As previously indicated, in the province of Ontario, community interpreting (which in this jurisdiction includes health care interpreting) is in the process of becoming legally recognized, and the title of Certified Community Interpreter is to become exclusive to those who would meet a series of professional requirements comparable to those imposed upon other language professionals, including translators, court and conference interpreters, and terminologists.

With respect to the question of specialized educational training, the Vancouver Community College, located in Vancouver, British Columbia, offers a one-year certificate in Health Care and Community Services Interpreting. This form of training is by no means comparable to the extent of programs offered to students of other language professions: the undergraduate degree in translation is a 3 or 4 year university undergraduate degree, while the degree in conference interpreting is a one-year graduate degree. However there is, at least in this one jurisdiction, the possibility to access some valuable professional training in a formal setting.

The third point, related to disinterested services, refers to two of the tenets of many codes of ethics: impartiality and neutrality. "Disinterested" doesn't mean that the interpreter must be detached, distant, disengaged, but rather that he or she is not party to the communication event other than by virtue of his or her interpreting skills. This condition is often ignored in interpreted interactions,

---

[4] In this category, we include child interpreters, relatives and other healthcare professionals who are asked to interpret in spite of their lack of accreditation.

especially when ad hoc interpreters are called upon to interpret for family members or acquaintances.

Finally, the fourth point deals with compensation, and every time ad hoc interpreters are used, this condition is overlooked. The lack of recognition of the work of healthcare interpreters means that, other than the very few interpreters who are working on a full-time basis for health organizations, interpreters are not part of the medical team. For this reason, their compensation is the responsibility of the health care professionals who call upon their services. In addition, because the Canadian healthcare system is public and universal, healthcare professionals are allowed to charge the state (in this case, the provincial government) for all insured healthcare services they provide. This means that the funding for healthcare is based on a fee-for-service system, each medical act being associated with a certain fee. Unlike some other professions where professionals are compensated for their time, the medical profession is compensated for each insured medical act. This means that doctors are paid the same amount of money for a consultation, whether it takes 10 or 20 minutes. This may help explain why some doctors choose to prescribe extensive and expensive diagnostic tests instead of obtaining a detailed medical history from their non-English-speaking patients (see Waxman and Levitt 2000).

If any one of these conditions was lacking, we could speculate on the possibility of declaring that this is indeed not a profession yet, but because all of them are virtually missing from the practice of interpreting as we know it currently in this country, we cannot yet speak of healthcare interpreting as a bone fide profession. Much progress has been made over the past couple of decades, but much remains to be done before we can safely talk about healthcare interpreting being on par with other language professions.

6. Medical Interpreting as a "profession": a diagnosis

6.1. Legal recognition vs. legal requirements

In spite of healthcare interpreting not being legally recognized, Canadian healthcare service providers are nevertheless legally bound to provide reasonable accommodation to two small distinct segments of the population living with language barriers: the Official Language minority groups. Those are French-speakers living in predominantly English-speaking parts of the country, and English-speakers living in predominantly French-speaking parts of the country, wherever the numbers justify it. In spite of its policy of openness to immigration, Canada appears to favour the two linguistic communities associated to its colonial past, not its immigrant-friendly present. However, Section 15 of the Charter of Rights and Freedoms (Department of Justice Canada 2011) states that there should be no discrimination based on, race, national or ethnic origin; colour; religion; sex; age; mental or physical disability. Nothing on language, although one could likely argue that "language", in some cases, could be related to "national and ethnic origin".

In addition to minority Official Language communities, there are some individuals for whom legislation requires interpreting services including in legal and medical settings. In court proceedings, the right of the accused to be present at their trial has brought about the Tran decision (Supreme Court of Canada 2011), which now requires courts to provide an interpreter to any person facing criminal charges who does not speak the language of the court. As the decision states that "[w]hile the interpretation provided need not be perfect, it must be continuous, precise, impartial, competent and contemporaneous." (Supreme Court of Canada. Regina v. Tran [1994] 2 S.C.R. 951)[5].

Ideally, all of these conditions would be met by court interpreters, regardless of their language combination. However, as indicated in an article published by the Canadian Broadcasting Corporation (CBC 2010), some 40% of court interpret-

---

[5] http://scc-csc.lexum.com/scc-csc/scc-csc/en/item/1166/index.do [Retrieved: 15-5-2015]

ers tested over the past years have failed the new test developed by the Ministry of the Attorney General of Ontario. With respect to the quality of interpretation services in the courtrooms of Ontario, there appears to be cause for concern, and there is no reason to believe that the situation is much different in other jurisdictions, except for British Columbia, where the Vancouver Community College offers a high-quality college degree program in Court Interpreting. Currently, there is a class action before the Ontario Superior Court of Justice (Girard Law Office 2007) requesting that all Ontario court interpreters be tested and claiming damages on behalf of the plaintiffs.

As for medical interpreting, the Eldridge decision (Supreme Court of Canada. Eldridge v. British Columbia (Attorney General), [1997] [3]S.C.R. 624) [6]gives the right to deaf people to have an interpreter provided to them when they require health care services, the crucial point being that the appeal was based on discrimination on the grounds of physical ability. It does not apply to spoken languages, since the inability to speak one of the official languages is not a physical disability.

6.2. Training opportunities

While it may be seem unfair to compare the training opportunities available to healthcare interpreters with those that are in place to meet the needs of other language professionals, the exercise nevertheless helps. When we look at the number and scope of training opportunities available to healthcare interpreters compared with other language professionals, clearly much remains to be done. The only program with a focus on community and medical interpreting is offered by the Vancouver Community College, in British Columbia. The program contains 10 courses totalling 252 hours of classroom instruction, in addition to a Field Studies course for the healthcare specialization. While practical courses are language-specific, theoretical courses are taught in English.

Elsewhere in Canada, the Université de Montréal, in Quebec, offers one course on Community Interpreting. In Ontario, a handful of colleges offer the Language

---

[6] http://scc-csc.lexum.com/scc-csc/scc-csc/en/item/1552/index.do [Retrieved: 15-5-2015]

Interpreter Training Certificate, which comprises five 30-hour courses and one 30-houyr 'capstone' course. This program, however, is not geared specifically to medical interpreting, although it includes one course called "Setting-Specific Interpreting", and is not language-specific. This means that students working in any language combination take the same courses. This does not prevent language-specific groups within the classroom from working together at improving their interpreting skills in their own language combination, but it lacks the clear focus necessary to develop the required in-depth and specialized knowledge of languages.

Outside the academic sphere, many other training opportunities are made available by employers and agencies to healthcare interpreters in the form of seminars, professional development workshops, training sessions and conferences. While employers and agencies should be commended for participating in the professional development of healthcare interpreters, the scope of these training sessions cannot equal that of a sound foundational curriculum, something that would require the commitment of training institutions.

Also, some healthcare interpreters have taken the initiative of creating a stand-alone association of practitioners in order to advocate on their own behalf. This Toronto-area association has a mandate to "Promote common education and professional standards in the provision of language interpretation and translation services" (HIN 2015.)[7]. In 2004, the organization published a handbook aimed at helping the work of healthcare interpreter trainers (Abraham *et al.* 2004), a practical reference containing a summary of the competencies interpretation students should have, and what fundamental and continuing training programs should include. HIN also developed a *National Standard Guide for Community Interpreting Services* (2007), containing both the roles and responsibilities of interpreters, as well as guidelines for clients and interpretation service providers. These may be useful resources, but they should not be confused with basic healthcare interpreter training.

---

[7] HIN (Healthcare Interpretation Network) 2015. About Us. [Last retrieved in June 2015]

6.3. Standard of practice

The third characteristic in determining whether a given practice can be considered a bone fide profession is whether that practice is *aimed at providing disinterested counsel and services to others*. This raises the issue of ethical behaviour and professional ethics. The question of professional ethics has been addressed in a code of practice published by HIN, which we have mentioned before. This code, called the *National Standard Guide for Community Interpreting Services* (HIN 2007), is the first and, thus far, only such guide. Unfortunately, this may be its best quality. In fact, this *Guide* is a long document including what the authors call the qualifications, roles and responsibilities of the interpreter. It also includes the roles and responsibilities of the clients and of the interpreting service providers, which means that the document is also akin to an industry standard. The result is a document that includes recommendations, but for the ethical principles to become a code of professional conduct, or code of ethics, they would have to be presented as a series of tenets and agreed to by individuals, presumably under the auspice of a professional association. In that sense, the *Guide* may be a good first step, but not the solution to the apparent absence of a mutually agreed code of professional conduct.

In spite of recent efforts to organize, the Canadian medical interpreting community still lacks cohesion. Efforts to include medical interpreters into the wider circle of other language professional associations have proven unsuccessful, mainly due to education requirements, on the one hand, and the absence of training opportunities for community and medical interpreters in Canada, on the other hand. In turn, this impasse has given rise to much frustration on both sides, and ultimately to the creation of a small number of parallel associations who are trying to circumvent some of the requirements imposed by long-standing associations of language professionals in order to achieve the professional status enjoyed by their colleagues who are members of other language professions (translators, court and conference interpreters, and terminologists). This does not mean that interpreters currently working in the medical field do not *provide disinterested counsel and services to others*. In fact, it may be well on its way to be able to join other associations of language professions. However, the absence of professional organizations with a duly recognized code of ethics means that the Canadian medical interpreting community can only aspire still to be recognized as a profession.

6.4. Compensation

It is said that money is one of those topics that should never be discussed in polite societies. However, the fourth and final characteristic of what separates a profession from a mere practice is that of money. Medical interpreters, not to be confused with those ad hoc interpreters who are called upon to serve as interpreters for no compensation whatsoever, are indeed compensated for their work. Salaries vary greatly, depending on the employment status of interpreters. While staff interpreters can rely on a stable source of income, freelance interpreters can expect to be paid by the day/half-day, or to work on-call for agencies.

It is difficult to compare the level of compensation of medical interpreters to that of other language professionals, as no such study exists to our knowledge. However, we do have some data that can help determine whether the compensation provided to medical interpreters is comparable to that of other language professionals, including court and conference interpreters.

In 2010, the International Medical Interpreters Association (IMIA) surveyed medical interpreters, asking them about their level of compensation (IMIA 2010). In total, 1083 medical interpreters in 28 countries[8] filled out the survey. Of all part-time and full-time medical interpreters who responded, 30% indicated that their hourly rate of compensation was between $15[9] and $25, while 15% said that it was between $25 and $30. Only 15% indicated that their rate of compensation was over $30. Of those who indicated that they were paid by the day, 26% reported that their average hourly compensation was between $15 and $25, while 23% indicated that it was between $25 and $30. Some 18% said that they received between $30 and $40 per hour on average as their per diem compensa-

---

[8] Afghanistan, Argentina, Australia, Belgium, Brazil, Bulgaria, Canada, Congo, Costa Rica, Georgia, Haiti, Italy, Japan, South Korea, Mexico, Nicaragua, Nigeria, Russia, Somalia, United Arab Emirates, United Kingdom, United States, and Vietnam.
[9] All amounts indicated in US dollars.

tion. Interestingly, looking at the level of hourly compensation of the top five most frequently interpreted languages[10], the highest percentage of Spanish, Russian and Cape Verdean interpreters received between $15 and $20, Portuguese interpreters received between $20 and $25, and ASL between $30 and $40. Experience also seemed to have some effect on the level of compensation, as salaries appeared to increase gradually, ranging from between $15 and $25 (79% of interpreters with less than 3 years of experience) to between $30 and $40 (47% of interpreter with more than 20 years of experience). If we were to extrapolate and convert these into annual salaries [hourly rate x 40 hours x 50 weeks], it would mean that the annual salaries would range from $30,000 and $50,000 for interpreters with less than 3 years of experience, up to between $60,000 and $80,000 for interpreters with more than 20 years of experience.

These levels of compensation seem to compare with what court interpreters are paid, at least in Ontario, Canada. The Ministry of the Attorney General indicates that:

> Freelance court interpreters are paid [CAN] $30 per hour, or part thereof. For each booking, freelance interpreters are guaranteed a three-hour minimum regardless of the length of the interpretation assignment. For one-day matters that are 3.5 hours or more in length, a 6-hour minimum is paid. (MAG 2015)[11]

However, given the precarious nature of the work of freelance interpreters, while it is possible for interpreters to have an annual income of that level, it is unlikely that many actually achieve it year after year.

As for the levels of compensation for other language professionals, we have been able to obtain data from the members of the Association of Translators and Interpreters of Ontario (ATIO 2007), who conducted a survey of its certified translators in 2007. The majority (51%) of translators indicated that their annual salary varies between $60,000 and $80,000. Interestingly, 11% of respondents said that their annual salary is between $80,000 and $100,000, and 2% indicated that it was over $100,000. This leads us to think that, should interpreters and

---

[10] Spanish, Portuguese, ASL, Russian and Cape Verdean.
[11] http://www.attorneygeneral.jus.gov.on.ca/english/courts/interpreters/faqs.asp#15 [Last retrieved in June 2015]

translators benefit from the same level of employment security and work under comparable conditions, their salaries would be quite comparable, the only difference being that a small number of translators seem to be able to have earnings that are significantly higher than their colleagues in medical interpreting. Therefore, it can be assumed that permanent staff medical interpreter positions would be quite comparable to similar positions in translation, at least in Canada.

Evidently, it is impossible to base a fair assessment of how medical interpreting can be considered a profession solely on the standards of legal recognition, formal education, ethics and compensation. There are medical interpreters who are making their living with this type of work, and those they work for certainly perceive them as true professionals, both in the level of skills they have achieved and in the professionalism with which they execute their duties and responsibilities. However, one must admit that their recognition as professionals by the public in general still falls short of the reputation afforded other professionals like engineers, doctors and lawyers. Even other language professionals seem to have a slightly higher status than their medical interpreting colleagues. The situation has changed considerably over the past few years, but much remains to be done before language professionals in general, and maybe especially medical and other community interpreters, are fully recognized as professionals.

7. Looking back, looking ahead

Over the past two decades, community interpreting has seen a dramatic qualitative and quantitative increase in research and international events dedicated to its study. While community interpreting is not a recent phenomenon, it is not until recently that academics have begun to consider it a worthy field of study. It should come as no surprise that community interpreting has become a particularly interesting field of research in countries where the effects of the global village have been felt most acutely. Immigrant-receiving such as Canada, Australia, and more recently certain EU countries like Spain, The Netherlands and England have been paying closer attention to community interpreting due in large part to the influx of migrants with a variety of linguistic and cultural backgrounds.

It is in Canada that the Critical Link Conference series started. The first conference was held in Ontario in 1995, followed by Vancouver in 1998, and Montreal in 2001. Turning into a truly international movement, the following conferences were held in Stockholm in 2004, Sydney in 2007, and Birmingham in 2010. The conference celebrated its "homecoming" in 2013 when Toronto hosted the 7th edition.

In Canada, this series of conferences has been instrumental in the creation of associations like the Healthcare Interpretation Network, in Toronto. It has also been credited for the creation of more formal groups who, in turn, have been able to secure research funds from a variety of sources, thus beginning to give community interpreting the recognition it deserves. Such research initiatives have looked at issues including the language barriers to healthcare services, the use of trained interpreters, language as a predictive factor of health determinants, and healthcare discrepancies in racialized groups. The results of these research endeavours have been the object of international peer-reviewed publications, thus making community interpreting a valid field of research, if not a universally recognized profession.

Although more and more research is done on the topic, this research has yet to translate into concrete changes for medical interpreters. Medical interpreters should enjoy the same level of professional recognition as their colleagues from other language professions, but until medical institutions realize that they need the help of qualified and reliable medical interpreters to fulfil their duties and meet their responsibilities toward the populations they are mandated to serve, the status of the medical interpreter is likely to remain unchanged. The professional recognition of medical interpreters hinges on the realization by medical practitioners and the institutions for which they work that in any medical encounter where the medical practitioner and the patient do not have a language in common, there is no option but to use an interpreter, and that this interpreter should be as competent as possible since the reliability of the information collected by the professional, the quality of the diagnosis and the predictability of the medical outcome lie in the hands of the interpreters. Nonmaleficence is one of the tenets of medical ethics, and it is only by ensuring that optimum conditions are being met that medical practitioners can safely ensure that their medical encounters with non-language congruent patients do indeed cause no harm. Failure to do so could expose medical practitioners and their patients to negative outcomes that could be attributed to negligence or even malpractice. Under these circumstances, one can wonder why Canada still has no reliable system by which medical interpreters are tested and certified.

8. Barriers to certification

If medical interpreters are to be considered language professionals, they must be able to achieve training equivalent to that of other language professions in order to gain the knowledge and skills they need. It should be noted that, initially, when the *Official Languages Act* was passed in 1969, translation students benefited from government support, as it was recognized that there was a basic need to train language professionals. Perhaps Canadian authorities should consider implementing similar scholarship programs for medical interpreters. This initiative should be accompanied with some incentive measures for teaching institutions to look into developing training programs aimed at meeting the growing demand for language professionals working outside official language combinations, as training from a recognized university is one of the main conditions to certification by Canadian language professional associations.

The certification standards that professional associations have established over the years can certainly be improved on, but they still serve as thresholds below which professional competency and public protection may be compromised. Therefore, lowering these thresholds to accommodate medical interpreting would be ill-advised. Until universities begin offering degrees in medical interpreting, some alternatives could be considered, including a tiered approach: some under-qualified, non-certified medical interpreters could be allowed to perform certain tasks (making appointments, for example), but not others (including all that is related to "informed consent"). Although this may be one avenue to explore, professional associations will likely be justifiably weary, because of their role as protectors of the public interest.

If community and medical interpreting is to be included in the membership of language professional associations, it would be a mistake to lower the bar solely for that purpose. Instead, we should try to raise the standards of this professional practice to make it a true and full profession, that is legally recognized, founded upon specialized training, aimed at providing services to others, for fair compensation. Only then will we be able to say that all Canadians, including those who do not master either of Canada's official languages, have the same rights to be "treated" (in both senses of the word) with dignity, equality and fairness.

9. Bibliography

Abraham, Diana; Cabral, Nelson and Anita Tancredi (2004): *A Handbook for Trainers: Language Interpreting in the Healthcare Sector*, Healthcare Interpretation Network.

ATIO (2007): *Results of the 2007 Survey of Salaried Translators*, http://www.atio.on.ca/info/sal_survey/sal_tran_survey_results.php, [last viewed on June 24, 2015].

CBC (2010): *Ontario Court Interpreters Failing Tests*. http://www.cbc.ca/news/canada/toronto/story/2010/04/16/court-interpreters.html [last viewed on August 24, 2013].

CTISC 1999: *Survey of the Canadian Translation Industry. Human Resources and Export Development Strategy*, http://www.uottawa.ca/associations/csict/princi-e.htm [last viewed on June 24, 2015].

Department of Justice Canada (2011): *Canadian Charter of Rights and Freedoms*, http://laws-lois.justice.gc.ca/eng/Const/page-15.html [last viewed on August 24, 2013).

Girard Law Office (2007): *Avtar Sidhu (plaintiff) and Her Majesty the Queen, in Right of the Government of Ontario, as Represented by the Ministry of the Attorney General*, http://cacounsel.com/Statement_of_Claim.PDF [last viewed on August 24, 2013].

HIN 2007. *National Standard Guide for Community Interpreting Services*, (http://www.multi-languages.com/materials/National_Standard_Guide_for_Community_Interpreting_Services.pdf) [last viewed on June 24, 2015].

HIN 2015. *Healthcare Interpretation Network*, http://healthcareinterpretationnetwork.ca/ [last viewed on July 24, 2015).

IMIA 2010. *2010 IMIA Compensation Survey*, http://www.imiaweb.org/uploads/docs/2010_Compensation_Survey_Results_by_Language.pdf [last viewed on August 24, 2013].

Kasher, Asa (2005): "Professional Ethics and Collective Professional Autonomy: A Conceptual Analysis", *Ethical Perspectives*, 12/1 (March - 2005), pp.67-97.

MAG (2011): *How to Apply to be a Freelance Court Interpreter*, www.attorneygeneral.jus.gov.on.ca/english/courts/interpreters/faqs.asp [last viewed on August 24, 2013].

Perks, R.W. (1993): *Accounting and Society*. Chapman & Hall (London).

Statistics Canada, 2006: *Population by knowledge of official language, by province and territory*, www40.statcan.ca/l01/cst01/demo15-eng.htm [last viewed on August 24, 2013).

Supreme Court of Canada (1994): *R. v. Tran [1994] 2 S.C.R. 951*, http://scc.lexum.org/en/1994/1994scr2-951/1994scr2-951.html [last viewed on August 24, 2013).

Supreme Court of Canada (1997): *Eldridge v. British Columbia (Attorney General) [1997] 3 S.C.R. 624*, http://scc.lexum.org/en/1997/1997scr3-624/1997scr3-624.html [last viewed on August 24, 2013].

United Kingdom Competition Commission. 8 November 1977: *Architect Services*.

Waxman, M. A. and Levitt, M. A. (2000): Are diagnostic testing and admission rates higher in non–English-speaking versus English-speaking patients in the emergency department? *Annals of Emergency Medicine, 36*(5), 456-461.

Para una estrategia de la interpretación en ambiente hospitalario. El caso de la Polinesia

Jean Muñoz, University of French Polynesia

El trabajo de una interpretación realizada entre profesionales, por un lado, y particulares extranjeros, por otro, suele penetrar en un mundo particular que toma un carácter específico si lo aplicamos al ámbito de la salud, especialmente el del área hospitalaria. En este entorno especializado conviene definir el marco en el que tales interpretaciones tienen lugar y sus límites, teniendo en cuenta que el acceso al servicio de interpretación contribuye a la defensa de los intereses de los emigrantes. Estudiaremos concretamente la interpretación dentro de uno de los primeros servicios abiertos para todos en Tahití: las urgencias en los hospitales. A continuación, se analizarán los medios y las técnicas que se han de poner en marcha para realizar las interpretaciones y, por consecuencia, llegar a obtener prestaciones sanitarias de calidad.

1. El contexto necesario para la interpretación en medio hospitalario, en oposición a los cánones de la interpretación teórica, área privilegiada de la confusión entre intérprete y traductor

1.1. La interpretación como necesidad

La globalización ha producido consecuencias para todos y particularmente han incidido en la comunicación y las migraciones de personas, ya sean por razones económicas o por ocio (Muñoz, 2010a). Estas migraciones generan intercambios lingüísticos y, a pesar de tener unos vectores más o menos universales como el inglés, el español y el francés, la mayoría de los emigrantes económicos no dominan estas lenguas o en un porcentaje más bien bajo[1]. Si en Francia, que tomaremos como referencia, nos parece natural solicitar servicios de sanidad de calidad en los hospitales en caso de problemas graves[2], imaginémonos una situación similar en un viaje por el mundo, en un país donde no se hablen las citadas lenguas de referencia. ¿Cómo obtener un buen diagnóstico en una lengua que no entendemos y con personas que no hablan la nuestra? Pues en Francia ocurre lo mismo con parte de los inmigrantes o visitantes, cada día más numerosos. Recordemos que Francia acoge a más de cuarenta millones de turistas por año y muchos enferman. Nuestro tema no abarca la realidad de la inmigración económica o política ni sus causas, al estar fuera de propósito.

El autor trabaja en el mundo de la interpretación desde los quince años, diplomado a los diecinueve, y ya, a partir de los ocho interpretaba a sus padres y a sus amigos en las relaciones con la administración y los bancos de la emigración española en Francia[3]. Con veinte años fue intérprete experto ante la Audiencia o Tribunal de Apelaciones de Montpellier[4]. Inmediatamente le solicitaron diferentes instituciones y organismos, entre ellos hospitales. Si la interpretación jurídica no es nada fácil, la interpretación en los hospitales le hizo descubrir un mundo al que tuvo que adaptarse y estudiarlo. Se imaginó que entraba en un desierto inmenso al abrir el campo de la traducción o de la interpretación en el ambiente hospitalario. Falta de documentación, falta de comprensión por parte de los médicos y un trabajo de aprendizaje que no acaba (Barrier, 2006). Como intérprete estaba solo y sin recursos excepto su gran voluntad de trabajo. Al no hallar soluciones institucionales al problema de la interpretación, decidió crear un DESS[5] o

---

[1] Una de las principales emigraciones viene de los países del Sur, África India, Pakistan.
[2] La *Sécurité Sociale* tiene como norma aceptar a pacientes de cualquier nacionalidad en las urgencias de los hospitales franceses.
[3] En efecto, los emigrantes españoles debían someterse a las normas de la Seguridad Social francesa y por lo tanto entregar informaciones a los servicios administrativos. Era necesario llevar a una persona que entendiese los dos idiomas y pudiese interpretar en los dos sentidos.
[4] Cour d'Appel de Montpellier: Intérprete franco-español y traductor de actos y documentos legales.
[5] DESS: Diploma de Estudios Superiores correspondiente al Máster actual.

diploma de estudios superiores en la Universidad de Rennes 2 en Francia sobre la interpretación especializada y, en particular, en ambiente hospitalario[6].

Fueron necesarios varios años hasta que el primer intérprete preparado se graduó para trabajar en organismos, entre ellos, en los pertenecientes al ámbito de la Salud.

1.2. Participación interuniversitaria

La antigua colaboración con los hospitales se transformó en participación interuniversitaria entre la Facultad de Medicina y la Facultad de Letras de Rennes[7], Nantes, Brest y París. El autor pudo de esta manera enviar estudiantes a realizar las prácticas en interpretación en los múltiples servicios de urgencias y de farmacias, entre otros. Poco a poco el mundo complejo de los hospitales se abría a los servicios de formación ya que los menesteres en interpretación crecían y siguen creciendo, pues el número de emigrantes experimenta un aumento cada vez mayor.

Este trabajo, que resulta cada vez más complejo, exige niveles de formación más especializados. El entorno médico resulta tener contenidos altamente especializados.

Dentro de las especializaciones hallamos los servicios relacionados con la maternidad, la dermatología, las enfermedades tropicales, ORL, la oftalmología, la psiquiatría, y claro está, los servicios de urgencias.

1.3. ¿Por qué escoger las urgencias?

En Francia, el servicio de urgencias está abierto a todos. Acoge a los enfermos franceses, a los enfermos franceses que no hablan el francés, a los enfermos extranjeros que hablan o no la lengua de su país de origen, procedentes de países y de confesiones múltiples[8]. Si descartamos a aquellas personas que hablan el

---

[6] DESS de 1994 a 2000 Colaboraban el Hospital de Rennes (CHU) y la Farmacia General.
[7] GOUADEC, Daniel, 2000, La Traduction, le traducteur et l'entreprise, Paris, AFNOR.
[8] *Code de la Securité Sociale* art. L111-2.2, Octobre 2011.

francés, tenemos una población significativa de pacientes que sufren enfermedades o traumas accidentales de toda clase y que se presentan en los servicios de urgencia para obtener ayuda médica. Los primeros contactos, en la medida de lo posible, se hacen en admisión, zona del hospital que sirve de recepción para las urgencias. Si el personal en admisión comprende la lengua del enfermo, podrá derivarlo hacia uno de los departamentos de urgencias donde considere que será atendido de la mejor manera[9].

Si el enfermo no habla la lengua ni en admisión lo entienden, y este caso se presenta cada vez más, comienzan los problemas administrativos a la hora de rellenar los impresos de admisión y, posteriormente, en el contacto con los médicos.

En el caso de que el enfermo llegase semiconsciente o inconsciente, el médico de urgencias hará su trabajo sin más comentarios, pero debe tener presentes algunas reglas básicas de acogida cuando vea que se trata de personas extranjeras. Si la familia acompañante puede indicar algunos elementos relativos a las costumbres y creencias propias del enfermo, el médico hará su trabajo teniendo en cuenta dichas indicaciones (Crignon de Oliveira y Gaille, 2004).

Es, pues, necesario prestar atención a las estrategias de cómo abordar el componente cultural de las civilizaciones que el intérprete ha de conocer para poder asegurar una interpretación correcta y sin fallos. Nace una complicidad entre el intérprete y el médico que lo necesita, y que espera que este último tenga la pericia necesaria para solucionar todos los problemas que genere la comunicación. El problema es la imposibilidad de que los intérpretes puedan conocer todas las lenguas ni todas las costumbres culturales de los pacientes que se presentan. No obstante, una larga experiencia en la práctica de la interpretación permite resumir algunas reglas que habitualmente son recurrentes en estos casos (Depover, 2000):

El paciente ha de firmar documentos, y solo se puede concebir que una persona firme un documento si lo ha comprendido y si está de acuerdo. El intérprete actúa en este sentido. Se transforma en traductor. Empieza la relación triangular entre el médico, el paciente y el intérprete. Si el paciente tiene creencias particu-

---

[9] En los hospitales, suelen hablar los tres idiomas principales español, francés, inglés.

lares en cuanto a la legitimidad de transfusiones de sangre, en cuanto al sexo que debe tener el médico que lo atienda, en cuanto a prácticas particulares más o menos científicas, etc., estos casos se tienen que resolver y asumir de la mejor manera, teniendo en cuenta que estamos en un servicio de urgencias de un hospital.

Los intérpretes no residen en los hospitales y no aseguran guardias como los médicos. Se pueden solicitar por teléfono para interpretar las primeras palabras del enfermo que suelen ser muy importantes para su salud, y representar informaciones vitales, especialmente en los casos de alergias, por ejemplo, de creencias particulares o sencillamente de algún problema que forme parte de la historia médica del enfermo.

Cuando se logra encontrar a un intérprete de la lengua materna del enfermo, el caso se suele resolver rápidamente.

Pero en un mundo globalizado nos podemos tropezar con una infinidad de lenguas que un intérprete no suele dominar. En la mayoría de los casos hay que intentar comprender a través de una tercera lengua como, por ejemplo, el inglés o el francés, lo que tratan de explicar el enfermo o el médico aunque en ocasiones no sea posible.

La realidad francesa suele presentar una ventaja. La escasez de médicos franceses hace que los hospitales recluten a médicos extranjeros, especialmente en los campos de las urgencias, de la reanimación, de las anestesias, y otros servicios deficientes en personal médico. Muchas veces estos médicos extranjeros prestan servicios lingüísticos en las urgencias si están disponibles en el momento en que los necesitan. Los estudiantes de interpretación trabajan con ellos para establecer normas generales terminológicas que, más adelante, les servirán para sus interpretaciones. Estos médicos que poseen una doble cultura se han transformado en indicadores necesarios para los intérpretes en formación. Poseen conocimientos sobre las costumbres y las religiones que, de alguna manera, están relacionadas con el mundo de la salud.

En cuanto a las religiones, el intérprete tiene que conocer imperativamente las costumbres religiosas de los pacientes y explicar a los médicos los límites de las creencias que serán compatibles con las prácticas hospitalarias francesas[10]. Muchos médicos se han visto involucrados ante los tribunales por haber trabajado honestamente en las urgencias, pero por no haber respetado parte o totalmente las normas religiosas de los enfermos que no pudieron explicarse por las barreras lingüísticas o por no poder hablar, ya que estaban inconscientes al llegar al hospital (Nollevaux, 1991). Los hay que no admiten las transfusiones, por ejemplo, y al no haberla practicado, los enfermos habrían muerto (Martin y Spire, 2004). Sin embargo, se quejan de haberla recibido. En Francia, el grado de urgencia prevale sobre la creencia, y más aún cuando el paciente está inconsciente. No se admite que un enfermo se muera en un hospital por culpa de una transfusión, a menos que se haya solicitado que los servicios de la Justicia lo autoricen.

Exceptuando estos problemas reales, los médicos necesitan hablar con los enfermos, especialmente cuando se trata de operaciones que podrían comportar riesgos o consecuencias y que necesitan del consentimiento informado de las personas. Pero solo se puede solicitar éste si la persona es capaz de entenderlo. Incluso deberá firmar los papeles de autorización necesarios para la protección jurídica de los médicos, que han sabido reaccionar ante los ejemplos de los compañeros condenados por la Justicia por no haber cumplido con dichos requisitos.

Países como Canadá, especialmente en la provincia de Québec, han creado servicios de interpretación estatales para responder a esta necesidad (Brisset, 2004). La oficina gubernamental de la traducción se encarga del servicio. Quizás el problema se haya planteado antes que en Francia donde todavía no existe tal organismo. En Canadá la variedad lingüística, debida a la presencia de minorías autóctonas, es una realidad. Tradicionalmente, en Francia, las instituciones que el idioma francés sea impartido y aprendido por toda la población

---

[10] Sainte-Beuve (1954, 417-576): "La *médecine* est de tous les temps et de tous les lieux. Véritablement utile aux hommes quand on l'exerce avec zèle et intelligence; souvent elle leur donne plus que la santé, elle leur rend le bonheur, car tant de maladies viennent de l'âme".

Hace algunos años, con la descentralización y la creación de regiones autónomas, han vuelto las lenguas regionales. Con la entrada de los inmigrantes se crean centros lingüísticos diferentes, centros culturales específicos, pero sin embargo los problemas ligados a la salud acaban en los hospitales. Los intérpretes, claro está, tratan de aprender los idiomas más significativos, por lo que las lenguas minoritarias carecen de personal de enlace. Las grandes oleadas de inmigración hacia Francia vienen de África, de los países árabes, de Europa del Este, donde merced a la escuela, se logra encontrar a jóvenes intérpretes, no de oficio, sino de hecho, que suelen hacer el favor de realizar una interpretación amateur, con los correspondientes riesgos que esta entraña tanto para el médico como para el enfermo.

1.4. La escasez de los recursos

Frente a la escasez de recursos que requiere la puesta en marcha de la creación de centros de interpretación propios a los hospitales, brotan soluciones que representan más bien una toma de conciencia desorganizada, pero imprescindible. El autor considera que, al reunir estas soluciones complementarias, se terminará por crear un centro de coordinación de la interpretación hospitalaria regional o nacional para ciertas lenguas, pero aún no se ha hecho realidad.

Existe otro factor determinante en la búsqueda de soluciones a los problemas de comunicación lingüística: la financiación.

2. Medios y técnicas para la interpretación en urgencias: exigencias y límites

2.1. La financiación de las interpretaciones

Los intérpretes traducen profesionalmente, y como en cualquier profesión se les debe remunerar su labor según las prestaciones que efectúen, igual que a los traductores. Sin embargo, los problemas ligados a la interpretación en los hospitales no tienen carácter de regularidad para poder justificar la creación de un servicio de interpretación permanente en urgencias, excepto que nos hallemos ante unidades enormes. En dicho caso habría que definir cuál sería el trabajo del intérprete: ¿solo interpretará entre médico y paciente? ¿También entre el personal administrativo y el médico? ¿También tendrá que traducir los documentos especializados de los pacientes o para los pacientes? En este caso actuarían de traductores e intérpretes. ¿Pueden ser compatibles los dos oficios? Si así fuera, formarían parte del cuerpo hospitalario pagado mensualmente cualquiera que fuera el número de sus interpretaciones, o podrían ser autónomos que prestaran sus servicios a los hospitales. Conviene, pues, definir el oficio unido a la interpretación hospitalaria, ya que el estatuto de funcionario, si fuese el caso, conlleva sus beneficios y sus obligaciones (Bastin, 2008). Entre otras, la de las oposiciones para reclutar. Otro problema que se subraya es el de las lenguas interpretadas. Un estudio estadístico puede determinar cuáles son las lenguas extranjeras más utilizadas en una región precisa de Francia. En tal caso sería relativamente fácil reclutar intérpretes, ya que se conocerían las lenguas de referencia. Pero ¿qué pasará con las demás lenguas estadísticamente minoritarias, pero que representan un porcentaje de enfermos extranjeros que no entienden nuestra lengua, y a los que no entendemos tampoco? Parece difícil disponer de especialistas en interpretación para unos pocos casos diarios o semanales, según las circunstancias. ¿No sería más fácil llamar (Sicard, 2002) a una empresa de interpretación para hacerlo? Pero los servicios de urgencia no tienen horario, y ¿quién trabajaría según una llamada telefónica a medianoche después de haber cumplido con su jornada laboral en la empresa que lo emplea?

2.2. Las nuevas tecnologías

Las nuevas tecnologías se consideran una alternativa imperfecta que puede ofrecer ciertos resultados según los casos delicados que se presenten. Pero estas nuevas tecnologías se han de preparar y no admiten improvisaciones. Nos permiten solucionar algunos casos que parecían imposibles hace años: los de la interpretación a distancia. Si los hospitales se equipan de medios de videoconferencia o sencillamente de audioconferencia, los médicos pueden, a través de las tecnologías de comunicación modernas, comunicarse con el intérprete que necesitan, ya que el factor distancia ya no influye actualmente en el establecimiento de comunicaciones. En efecto, estableciendo contratos previos con las principales empresas de interpretación, nacionales o internacionales, según la lengua, se pueden obtener interpretaciones a distancia de calidad (Demaizière y Dubuisson, 1993).

En la India hay servicios donde los médicos especialistas reciben por internet placas de radiodiagnóstico que interpretan para los hospitales, enviando sus dictámenes al instante. De esta forma se crean servicios deslocalizados con los hospitales americanos. Una nueva forma de cooperación parece surgir, y esto a escala mundial.

Queda el problema de las facturaciones que las administraciones suelen retrasar, a veces hasta extremos poco aceptables, y más en caso de los intercambios con prestatarios extranjeros.

La situación en la interpretación a distancia sería idílica si se pudiesen localizar todas las empresas que trabajan en este campo y tenerlas a disposición[11]. Pero como el número de lenguas que se hablan en el mundo se aprende más lentamente de lo que se suelen hacer los viajes hoy día, la cantidad de pacientes extranjeros que llega a los hospitales supera la disponibilidad de intérpretes que podrían ayudar a médicos y administraciones hospitalarias.

2.3. Tímido despertar en Europa

Ya brotan voluntades en Europa para poner en marcha programas que cada país o institución considera adecuados. Las universidades españolas y los distintos

---

[11] Associations de traducteurs et interprètes à travers le monde.
http://www.lexicool.com/translator_associations.asp?IL=1
Associations Internationales, Afrique du Sud, Albanie, Allemagne, Argentine, Australie, Autriche, Belgique, Bosnie-Herzégovine, Brésil, Bulgarie, Canada, Chili, Chine, Colombie, Corée, Costa Rica, Croatie, Chypre, Danemark, Égypte, Équateur, Espagne, Estonie, États-Unis, Finlande, France, Grèce, Guatemala, Hongrie, Inde, Indonésie, Iraq, Irlande, Israël, Italie, Japon, Lituanie, Maroc, Mexique, Norvège, Nouvelle-Zélande, Pays-Bas, Pérou, Pologne, Portugal, République dominicaine, République tchèque, Roumanie, Royaume-Uni, Russie, Slovaquie, Slovénie, Suède, Suisse, Taiwan, Turquie, Ukraine, Uruguay, Venezuela

grupos de investigación reivindican la necesidad de formar a los intérpretes médicos de acuerdo con la realidad actual. Sirvan como ejemplo las manifestaciones de estudiantes egresados y profesionales de la interpretación sobre la necesidad de realizar cambios en la formación de programas de interpretación en el ámbito médico en países extranjeros o con extranjeros y subraya los menesteres en formación y la necesidad de crear puestos de trabajo en ámbitos específicos como hospitales (Ruiz, 2005). Del mismo modo, otros trabajos como el Torres Díaz (2004) *Guía de Conversación Básica para Personal Sanitario y Pacientes en 19 lenguas* constituye un buen ejemplo de la necesidad de seguir investigando en este ámbito.

En la actualidad se están desarrollando numerosos recursos de gran utilidad para el intérprete.

El AMD *Aide au Diagnostic Médical*[12], ayuda para el diagnóstico médico, es un programa que podemos encontrar en internet donde más de 10.000 descripciones patológicas pueden consultarse así como unas 2.400 descripciones de efectos secundarios de medicamentos. Se considera el AMD como una enciclopedia médica creada por médicos a partir de datos de la literatura especializada. El acceso completo a la base de datos es gratuito, pero reservado al personal médico o asociado.

En el hospital NECKER de París se ha creado una ayuda médica de urgencias donde el Profesor Carli conjuntamente con el Doctor Legay propone una enseñanza que conduce a la obtención de un diploma[13]. Sus objetivos comprenden la organización de la ayuda médica de urgencia, el diagnóstico y las prácticas de urgencias con los enfermos o heridos, la organización de transportes médicos, la organización del servicio de admisión y el tratamiento psicológico del enfermo y de las personas de su entorno. La incidencia médico-legal también se tiene en cuenta, especialmente para los extranjeros así como las nociones de medicina humanitaria o de catástrofes.

---

[12] http://www.med.univ-rennes1.fr/adm.dir/presentation.html [Consulta: 12 de octubre de 2014]
[13] Trends in Prehospital Emergency Care in Europe
http://freeemergencytalks.net/2011/12/pierre-carli-france-trends-in-prehospital-emergency-care-in-europe [Consulta: 12 de noviembre de 2014]

Los hospitales han de hacer un esfuerzo de investigación para hallar la mayor cantidad posible de empresas públicas o privadas de interpretación y de traducción para casos raros, pero que necesiten este tipo de prestaciones. Luego conviene determinar que no hay horarios de día o noche porque las urgencias son urgencias. Si consideramos que los husos horarios modifican las horas de los países situados en otros hemisferios, y que en algunos de estos países se habla nuestro idioma, pero que lindan con otras comarcas que hablan lenguas infrecuentes, un estudio específico podría aportar soluciones a las comunicaciones a distancia. Tomemos el ejemplo de Francia en relación con la Polinesia. Hay exactamente doce horas de desfase entre ambas comarcas, por lo que a las doce de la noche en Francia son las doce del mediodía en la Polinesia.

3. Análisis de argumentos y teorías ejemplificado en Tahití, núcleo experimental de una interpretación descontrolada, pero imprescindible

3.1. El caso de Tahití

Tahití, conjunto de islas paradisíacas en el Pacífico sur, presenta para nuestro estudio un interés particular por la situación en la que se halla y por los medios puestos al servicio de una población multicultural y multiétnica. La perla del Pacífico presenta una población variopinta con los primeros ocupantes, los Mahoi[14], que poco a poco han ido perdiendo los rasgos primitivos dado que se mezclaron sucesivamente con los españoles, que los descubrieron[15], y poste-

---

[14] Le Reo Maohi, el idioma oficial en Polinesia es el francés.
 Sin embargo existen en Polinesia idiomas polinésios que se llaman con la apelación genérica "REO MA'OHI ". Distinguimos 5 idiomas en función de los archipiélagos:
 L'archipel de la Société : le tahitien ou le *reo tahiti*
 L'archipel des Tuamotu: le paumotu ou le *reo pa'umotu*
 L'archipel des Marquises: le marquisien ou le *le reo 'enata*
 L'archipel des Australes : la langue des australes ou le *reo tuha'apae*
 L'archipel des Gambiers: le mangarévien ou le *reo ma'areva*

[15] Entre 1772 y 1775 el virrey del Perú Manuel Amat y Juniet envió expediciones a Tahití con el objeto de incorporar la isla al Virreinato del Perú evitando que cayera en manos

riormente por ingleses y franceses[16], estos últimos agregando este inmenso territorio desde fines del siglo XIX a Francia. El siglo XIX aporta una población china importada para trabajar en unas plantaciones de algodón que nunca se crearon. El grupo étnico chino se instaló en las islas y, a pesar de su gran concentración cultural, se mezcló con las poblaciones locales contribuyendo de esta manera a la mezcla que hoy día conocemos. Por fin, solo en 1975 Francia les concedió la nacionalidad francesa, por lo que podemos decir que fueron apátridas durante más de cuatro generaciones. La mezcla de estos grupos, la separación física de las comunidades tribales esparcidas en un territorio más grande que el de nuestra Europa, han desembocado en una pluralidad de lenguas que, si bien tienen raíces comunes, son diferentes hasta el punto de que algunos no se entienden entre sí. Es curioso constatar que la Polinesia es el territorio francés con más raíces del francés en el mundo[17]. En efecto, se enseña la lengua francesa en el Pacífico desde el final del siglo XIX. En Francia, se enseña desde los años 1960 cuando Charles de Gaulle impuso el francés en todas las escuelas para estabilizar la lengua y crear una unión lingüística. Ser el territorio con mayor antigüedad del francés no significa que se hable correctamente, lo cual representa una paradoja. En la Polinesia no se habla bien ninguna lengua. Cada isla tiene su particularidad lingüística además del francés, lo que crea un saber específico en el que mucha gente se complace por la facilidad de utilización, lo que aumenta la imprecisión lingüística y complica la comunicación entre las islas.

La falta de tierra, debida a la pequeñez de las islas —algunas ya no son más que atolones—, las largas distancias y la organización de la sociedad en Tahití, donde solo se puede desarrollar un polo económico gracias a su talla un poco más grande que las demás islas, crean una concentración de los servicios y de las industrias locales. Dentro de estos servicios hallamos a los servicios hospitalarios, lugar privilegiado donde los polinesios más pobres procedentes de todas las islas terminan por acudir. La unidad polinesia no es política ni cultural, es médica. El

---

británicas. Se fundó una misión franciscana en la isla, pero en 1775 fue evacuada por los españoles.

[16] 1842 à 1880 : Protectorado francés en Tahití, de 1880 a 1946 Establecimientos franceses de Oceanía, de 1946 a 1958 se transforman en territorio francés de ultramar, y ahora País Territorio de Ultramar.

[17] Desde 1880 las escuelas en Polinesia son francesas.

hospital une a toda la Polinesia y el tribunal trata de resolver los problemas, casi todos ligados al espíritu cultural local.

3.2. El fallo lingüístico: hospital y tribunal

Uno de los fallos de la unidad hospitalaria reside en la lengua que cada uno defiende, o más bien, en las múltiples lenguas polinesias divididas por zonas que corresponden a las zonas de islas tan alejadas unas de otras. El Tribunal de Tahití, para poder juzgar correctamente a los polinesios, debe tener intérpretes locales, es decir, a más de veinte personas especializadas en las cinco lenguas "modismos" o microlenguas, a veces sólo habladas por un puñado de personas. Para unas hipotéticas horas de interpretación anuales, los intérpretes forman, bajo la responsabilidad del gobierno autónomo de Polinesia, un centro de traducción[18] y de interpretación oficial, bajo el estado de funcionarios territoriales, con cobertura de seguridad social y derecho a pensión tras realizar algunos años de servicio. El Servicio de Traducción y de Interpretación asegura los siguientes servicios públicos: traducción del tahitiano, francés, inglés y español de los documentos oficiales de las instancias territoriales, o si lo solicita el ministro, de cualquier otra traducción sobre personas físicas o jurídicas.

El servicio asegura las interpretaciones de las lenguas citadas. Las prestaciones son gratuitas para los organismos públicos oficiales y para los organismos públicos con carácter administrativo. Se les cobra a las personas físicas de derecho público o a los particulares. Dichas disposiciones se acompañan de un registro de pago a los impuestos, según la ordenanza n°233/PR del 29 de febrero de 1988.

Sin embargo, se ofrece la asistencia jurídica a los más desfavorecidos, según lo previsto en la disposición N° 1725/CM del 23 de diciembre de 1998, aunque

---

[18] Service de la Traduction et de l'Interprétariat
Immeuble "fare tama hau" Fare Ute 2ème étage
BP 9040-98714 Fare Ute, TAHITI
Tel: +689+ 43 21 40
Fax: +689+ 43 53 37

únicamente para los documentos con carácter jurídico. Dicho servicio de traducción depende del ministerio de educación local.

Para el Tribunal existen los intérpretes jurados, de los que forma parte el autor de este trabajo desde el año 1978. Periódicamente los convocan los jueces para traducciones de documentos, comisiones rogatorias o para interpretaciones ante los jueces en caso de acusados de origen hispano. Forman una asociación nacional de intérpretes jurados franceses perteneciente a la UNETICA[19].

Algunos ciudadanos polinesios llegan a los tribunales y necesitan a intérpretes. Se trata de una parte de la población residente en las islas que pretende no saber hablar francés. Caso curioso dado que la escolarización es obligatoria y la enseñanza del francés oficial desde fines del siglo XIX.

Lo mismo ocurre, pero de manera más frecuente, con los pacientes que llegan al hospital donde los médicos no los entienden, y de la misma manera, los pacientes tampoco entienden a los médicos. Es necesario el servicio de los intérpretes oficiales del Servicio de Traducción e Interpretación de Tahití. El problema reside en la disponibilidad de estas personas que no siempre están disponibles para interpretar, especialmente en los casos de urgencia fuera de los horarios de servicio y, en particular, los fines de semana, cuando, a diferencia de algunos países europeos donde hay servicios en días festivos, no trabajan.

3.3. Los médicos

Los médicos que he podido entrevistar me han dicho que ignoran la existencia del Servicio de Traducción e Interpretación de Tahití, por lo que no he insistido respecto a esta administración oficial. Mi pregunta sigue vigente: ¿cómo hacen los médicos para realizar su trabajo? La primera respuesta, muy local y tan obviamente sencilla, la dan las secretarias de los médicos que entienden algo de las lenguas locales y sirven, además de secretarias, de intérpretes ocasionales en caso de necesidad (Beaud, 1984). Consultando un médico de cabecera, éste afirma que en realidad entre los gestos, las quejas de los pacientes y la experien-

---

[19] http://www.unetica.fr/

cia con las enfermedades logra establecer su diagnóstico sin prácticamente entender la lengua del enfermo. Este diagnóstico vale para los tahitianos, pero también para los japoneses y otros extranjeros que pasan por la Polinesia. Los médicos deben establecer sus diagnósticos, en estos casos particulares, pidiendo ayuda a las enfermeras, sin hablar ellos mismos con el paciente, pero sí comunicando por gestos, papeles y empatía.

La escasez de un sistema de interpretación es dramática y sin solución previsible. Los servicios de traducción oficiales se solicitan para los impresos, los documentos oficiales, no para las interpretaciones de las urgencias hospitalarias. La realidad polinesia es que la interpretación en el medio hospitalario está bastante descontrolada, pero para ciertos casos de urgencias, con la ayuda del personal local, se logra entender *grosso modo* lo que dicen los pacientes sobre problemas físicos y poner remedio eficazmente para lograr curarlos.

Los verdaderos problemas aparecen con las enfermedades de índole psicológica, donde se establece un contacto específico con los enfermos. Tenemos en Tahití a algunos médicos que hablan el inglés, una especialista en neumología española que incluso entiende el catalán. Pero para las demás lenguas, Tahití no tiene respuesta eficaz.

En la Polinesia el servicio de la traducción gubernamental tiene como segunda misión la de asesorar en París a los Mahoi que hablan el Rého Ma'hoi, de forma que puedan ser atendidos por las diferentes administraciones. Al presentarse una persona o una familia procedente de la Polinesia en París, con llamar a Papeete, al servicio de traducción, instalando un teléfono de audioconferencia en ambos lugares, se puede solucionar el problema, y esto en horarios de trabajo normales, a pesar de las distancias y teniendo en cuenta las especificidades de ambos protagonistas. La lista de los expertos se encuentra en los servicios administrativos del hospital.

3.4. La formación

La formación para intérprete en Tahití se realiza en la Universidad de la Polinesia Francesa, en un laboratorio de idiomas se instaló en el año 2002 a instancias del autor de este trabajo. La preocupación permanente por la formación le llevó a pensar en cuál era el puesto de la ética médica entre las exigencias de un poder jurídico y de los preceptos filosóficos o religiosos (Nolleveaux, 1991).

El tamaño reducido de la Universidad solo permite que algunos estudiantes puedan matricularse cada año en la asignatura de traducción. Una vez formados se marchan a Europa a trabajar, dentro de un marco laboral sin comparación con el de la isla. Se han creado varios DVD (Muñoz, 2010b) de ejercicios que están instalados en el laboratorio de la Universidad y que permiten a ciertos estudiantes que no pueden asistir, conectarse por internet mediante un circuito de enseñanza a distancia denominado "Espadon".

4. Conclusiones

Para concluir dentro de este contexto de observaciones estratégicas, podemos observar que existe un desfase entre el mundo profesional de la salud y el de la interpretación. Son escasas las formaciones adaptadas al mundo profesional universitario ya sea en el plano didáctico, o en el de las críticas de la traducción con el impulso teórico del menester profesional médico. La falta de preparación para un trabajo tan delicado y con altas responsabilidades no se les puede achacar totalmente a las universidades que, por cierto, hacen cuanto pueden dentro del marco de la interpretación profesional. La situación no cambiará, al menos que los organismos oficiales como es el caso de la Unión Europea impulsen soluciones efectivas para el problema, asociados con los intereses políticos de los diferentes países. Los argumentos se repiten y desesperan a los especialistas: falta de medios económicos para asegurar la formación y, lo que es más dramático, poder asegurar el libre ejercicio de una profesión ardua de aprender y mal considerada por lo que no seduce a los jóvenes profesionales, que prefieren buscar otros caminos profesionales con mejores expectativas económicas.

El empleador, si es el Ministerio de la Salud Pública, debe asumir su responsabilidad para renunciar a la actitud defensiva que adopta con los intérpretes (Hutter,

2003). La traducción se ha de transformar en una exigencia política con su organización propia, y el posible desarrollo profesional atraería a jóvenes dispuestos a invertir en ellos. Los académicos debemos explicar y apoyar estas decisions (Depover, 2000).

5. Fuentes Bibliográficas

BALLARDINI, Elio (2010): *Pour un enseignement universitaire de l'interprétation en milieu médical.* http://www.cairn.info/publications-de-Ballardini-Elio--11662.htm.

BARRIER, Guy (2006): *La communication non verbale, comprendre les gestes et leur signification.* ESF éditeur.

BASTIN, Georges L. (2008): *Profession traducteur.* Montréal: PUM.

BEAUD, Paul (1984): *La société de connivence, Média, médiations et classes sociales.* Ed Aubier Montaigne, série Res. Babel.

BEAUVILLAIN, Cécile, et GRAINGER, Jonathan (1986): *Procédures d'accès au lexique chez de bilingue.* Bulletin de psychologie, Tome XXXIX, n°375.

BERTIN, Jean-Claude (2001): "L'ergonomie didactique: une approche de la recherche dans le domaine de l'Apprentissage Médiatisé par Ordinateur". En: *L'anglais de spécialité en France*, Université de Bordeaux II, coll. ASP-GERAS Editeur, Mars 2001, pp 237-254.

BRISSET, Annie (2004): *La formation des traducteurs à l'épreuve des institutions. Le cas d'une ingérence.* École de traduction et d'interprétation, Université d'Ottawa.

CRIGNON, DE OLIVEIRA, Claire et GAILLE-NIKODIMOV, Marie (2004): *A qui appartient le corps humain ? Médecine, politique et droit.* Ed. Les belles lettres.

DEMAIZIERE, Françoise, DUBUISSON, Colette (1993): "À propos d'interactivité", in *Médias et formation à distance* (page 3/16 -16/16), Thème 3 du cours "La formation à distance maintenant" de la Télé-Université.

DEPOVER, Christian (2000): "Un dispositif d'apprentissage basé sur le partage des connaissances". En: *Cyberespace et formations ouvertes*, Alava, S. (dir.). Bruxelles: De Boeck université. 147-164.

GOUADEC, Daniel (2000): *La Traduction, le traducteur et l'entreprise*. Paris, AFNOR.

HUTTER, Marine (2003): *L'interprète médical, un acteur essentiel dans le couple santé et traduction*, Genève 2003, ETIL 490.

MARTIN, N. et. SPIRE, A. (2004): *Dieu aime-t-il les malades ?* Ed. Anne Carrière.

MUÑOZ, Jean (2010a): *Géopolitique de la frontière Etats Unis-Mexique*. Paris, l'Harmattan.

MUÑOZ, Jean (2010b): *Traducción profesional. Estudios de casos* (DVD) Tahití: UPF.

NOLLEVAUX, Marc (1991): *Responsabilité médicale*. Bull. Ordre de la province de Namur.

RUIZ, Eva (2005): "¿Qué me pasa, Doctor?". http://www.filmica.com/eva_ruiz/archivos/interpretacion/ [Consulta: 12 de octubre de 2014].

SAINTE-BEUVE, Charles Augustin de (1954): Numéro spécial de la Revue d'Histoire Littéraire de la France. Paris: Armand Colin, 54e année, n° 4, oct.-déc. 1954, fasc. gr. in-8, 417-576.

SICARD, Didier (2002): *La médecine sans le corps*. Ed. Plon.

TORRES DÍAZ, María Gracia (2005): *Guía de Conversación Básica para Personal Sanitario y Pacientes en 19 lenguas*. Spicum: Universidad de Málaga.

Traducción e interpretación ante una alerta sanitaria internacional

ELENA MARTÍN PLAZA, Subdelegación de Medicina Exterior de Málaga. Traductora e intérprete profesional

Summary

A Public Health emergency of international concern is an extraordinary event which constitutes a Public Health risk to other states through the international spread of disease and potentially requires a coordinated international response.

Just a few of these events become popular, such as the first pandemic of this century – Influenza A (H1N1) - or the Chernobil disaster; but there are unfortunately many more: up to 2000, within the last ten years, all over the world.

World Health Organisation (WHO) constitutes a single point of coordination for response to acute Public Health crises including infectious disease outbreaks, natural disasters and chemical emergencies.

The International Health Regulations (IHR) constitutes international legal instruments that are binding on 194 countries across the globe, including all the Member States of WHO. Their aim is to help the international community prevent and respond to acute public health risks that have the potential to cross borders and threaten people worldwide.

In the globalized world, diseases can spread far and wide via international travel and trade. A health crisis in one country can impact livelihoods and economies in many parts of the world. The IHR aims to limit interference with international traffic and trade while ensuring public health through the prevention of disease spread.

The IHR requires countries to report certain disease outbreaks and public health events to WHO. The IHR also require countries to strengthen their existing capacities for public health surveillance and response. WHO is working closely with countries and partners to provide technical guidance and support to mobilize the resources needed to implement the new rules in an effective and timely manner.

There is still a lot to be done in all fields, including interpreting and translation. Language issues are crucial here and they must be considered when getting prepared to be able to respond to a Public Health emergency of international concern. The provision of language interpretation services in health care settings as well as in potential places where a Public Health crisis could be detected is receiving increasing attention in preparedness plans and core capacities assessment.

The Border Health Department implements the IHR in Spain. The need for language services in this department is assessed, as long as how different situations are solved concerning this matter.

Field experience show that in most of the cases the provision of interpreting and translation services when and where needed is more a dream than a reality even if its benefits in terms of human and economic costs have been demonstrated.

1. ¿Qué es una alerta sanitaria internacional (ASI)?

En los últimos tiempos, en parte gracias a la gran difusión que a través de los medios de comunicación se ha dado a eventos sanitarios como la aparición de la gripe pandémica (H1N1) 2009, la gripe aviaria, el reciente terremoto en Japón o el último brote por *E coli* en Alemania, todos estamos más o menos familiarizados con términos como *pandemia* o *alerta sanitaria internacional*. Pero, ¿sabemos qué hay detrás de semejante terminología?

Una *alerta sanitaria internacional* o *emergencia de salud pública de importancia internacional* viene definida por la Organización Mundial de la Salud (OMS) en el Reglamento Sanitario Internacional 2005 (RSI 2005) como un evento extraordinario que, de conformidad con el citado reglamento, constituye un riesgo para la salud pública de otros Estados a causa de la propagación internacional de una enfermedad u otro evento sanitario y podría exigir una respuesta internacional coordinada. Para asegurar una rápida y adecuada comunicación a la OMS de una posible alerta de este tipo, en el RSI 2005 se incluye un instrumento de decisión que establece los parámetros según los cuales un Estado deberá o no comunicar un evento sanitario en función de su trascendencia. Los criterios de evaluación son los siguientes:

a) la repercusión sobre la salud pública internacional,
b) la naturaleza inesperada o inusual del suceso,
c) el riesgo de propagación internacional,
d) las posibles restricciones sobre el comercio o los desplazamientos internacionales.

Así, la finalidad y el alcance de este reglamento son prevenir la propagación internacional de enfermedades y otros problemas sanitarios, proteger contra esa propagación, controlarla y darle una respuesta proporcionada y restringida a los riesgos para la salud pública, evitando las interferencias innecesarias con el tráfico y el comercio internacionales.

2. ¿Con qué frecuencia se presenta una alerta sanitaria internacional?

La frecuencia con la que sucede este tipo de eventos capaces de poner en jaque a toda la población mundial es cada vez más alta. La capacidad de cambio del mundo por, entre otras cosas, el incremento, el envejecimiento y el movimiento de la población, los procesos de urbanización, la globalización del comercio, la polución, el cambio climático, los cambios en la industria alimentaria, etc., influye de manera decisiva. El colapso de infraestructuras sanitarias debido a conflictos bélicos o la ineficacia de algunos programas de control de vectores de enfermedad (como los llevados a cabo para luchar contra los mosquitos causantes de la malaria, la fiebre amarilla o el dengue) también son factores importantes, así como el desarrollo de resistencias a los antibióticos de una importante cantidad de microorganismos, o la creciente amenaza de liberación, accidental o intencionada, de agentes biológicos, químicos o nucleares.

La falta de inversiones suficientes en salud pública, debida a una falsa sensación de seguridad en ausencia de brotes de enfermedades infecciosas, puede hacer que se reduzca la vigilancia y se relaje el cumplimiento de programas de prevención eficaces. Cuando no existe el compromiso de desarrollar sistemas de salud que puedan seguir de cerca la situación sanitaria de un país, la vigilancia, que es la piedra angular de la seguridad en materia de salud pública, acaba siendo insuficiente. De la misma forma, cuando no existen unos sistemas de vigilancia debidamente diseñados y que funcionen correctamente, los eventos sanitarios pueden pasar desapercibidos y resulta imposible vigilar su repercusión, cuantificarlos a lo largo del tiempo o medirlos para determinar la eficacia de las medidas adoptadas para luchar contra ellos.

Además de las alertas citadas al principio, podemos destacar otras, también populares, como el síndrome respiratorio agudo grave, la difusión de polonio 210 o de carbunco con fines terroristas o el desastre nuclear de Chernóbil. Desgraciadamente hay muchas más: según datos de la propia OMS[1], entre enero de 2000 y junio de 2007, se produjeron en el mundo —o se comunicaron a la OMS— 1976 alertas sanitarias internacionales repartidas de manera heterogénea por el globo.

Efectivamente, una alerta sanitaria internacional puede surgir en cualquier país o territorio del mundo, por lo que la capacidad y la preparación para minimizar sus consecuencias deberían ser homogéneas.

3. ¿Estamos preparados?

Debido a la evolución de un mundo que se puede recorrer en un lapso de tiempo inferior al periodo de incubación de la mayoría de las enfermedades descritas y por describir, así como a la aparición de problemas sanitarios que dejan obsoletas las medidas de vigilancia y control anteriormente establecidas por la OMS, surge la necesidad de revisar dichas medidas y de definir las capacidades básicas con que los países y territorios deben contar para poder hacer frente a las alertas, que pueden surgir en cualquier punto del planeta y alcanzar el punto opuesto en

---

[1] http://www.who.int/csr/outbreaknetwork/es/ [Consulta: 12-1-2015]

apenas 24 o 48 horas. En junio de 2007 entró en vigor un nuevo RSI (el RSI 2005) que constituye la única legislación internacional vinculante en materia de salud pública. En el nuevo RSI 2005[2] se contempla la importancia de los idiomas ante una alerta sanitaria internacional. De hecho, al definir las capacidades básicas que debe tener un punto de entrada a un país o territorio, cita lo siguiente:

> Artículo 32 Trato dispensado a los viajeros
>
> Cuando los Estados Partes apliquen medidas sanitarias de conformidad con el presente Reglamento, tratarán a los viajeros respetando su dignidad, sus derechos humanos y sus libertades fundamentales y reducirán al mínimo las molestias o inquietudes asociadas con tales medidas, lo que incluirá:
>
> a) tratar a todos los viajeros con cortesía y respeto;
>
> b) tener en cuenta las consideraciones de género, socioculturales, étnicas y religiosas de importancia para los viajeros; y
>
> c) proporcionar u ocuparse de que tengan alimentos adecuados y agua, instalaciones y vestimenta apropiados, proteger el equipaje y otras pertenencias, ofrecer un tratamiento médico adecuado, medios para las comunicaciones necesarias en lo posible en un idioma que entiendan, y otras medidas adecuadas para los viajeros que estén en cuarentena, aislados o sometidos a exámenes médicos u otros procedimientos relacionados con objetivos de salud pública.

4. Situación en España

En España, de conformidad con la *Ley General de Sanidad*, son competencia exclusiva del Estado la Sanidad Exterior y las relaciones y acuerdos sanitarios internacionales. Además, dicha ley cataloga como actividades de Sanidad Exterior todas aquellas que se realicen en materia de vigilancia y control de los posibles riesgos derivados del tráfico internacional de viajeros. Es decir, son los ser-

---

[2] http://www.msssi.gob.es/en/profesionales/saludPublica/sanidadExterior/RSI/Pdf/RSI_2005.pdf [Consulta: 12-01-2015]

vicios de Sanidad Exterior los encargados de "vigilar la frontera" en lo que a salud pública se refiere. Más adelante se describirá la dotación de dichos servicios en cuanto a idiomas.

5. Traducción e interpretación ante una alerta sanitaria internacional: gripe pandémica (H1N1) 2009

Para identificar en qué momentos y lugares sería necesaria la presencia de un traductor o un intérprete en las distintas fases de una ASI, se va a analizar lo que sucedió desde finales de abril en 2009, cuando se notificaron los primeros casos de gripe pandémica (H1N1) 2009 hasta que la directora de la OMS declaró la fase seis de la pandemia. En este periodo, se tomaron muchísimas medidas, enfermó gente en prácticamente todo el mundo, hubo reuniones integradas por líderes y técnicos de numerosos países y territorios, y se difundió una enorme cantidad de información en muchas lenguas.

A finales de abril de 2009, la Organización Panamericana de la Salud (OPS), oficina regional de la OMS para las Américas, recibió un comunicado procedente del Gobierno mexicano en el que se describían algunos casos de una enfermedad causada por una nueva variante del virus gripal. Aplicando el algoritmo del RSI 2005 descrito anteriormente, la OMS determinó que estábamos ante una emergencia sanitaria de carácter internacional. Este hecho propició que se elevara el nivel de alerta pandémica a cuatro (en una escala del uno al seis), fase caracterizada por la transmisión de persona a persona de un virus gripal animal. En semejante situación, es fundamental la difusión de información para evitar la propagación del virus y la colaboración de los países con la OMS. Ambas acciones conllevan la traducción de gran cantidad de documentos en un cortísimo periodo de tiempo junto a la celebración de numerosas reuniones y videoconferencias multilingües.

En pocos días, tras constatar que el problema había afectado a un segundo país (Estados Unidos), la directora de la OMS elevó a cinco el nivel de alerta pandémica. Dicha fase significa que la pandemia es inminente y que el tiempo para prepararse, preparar a la población e implementar los planes de mitigación es corto.

En junio, tras detectar casos en varias regiones de la OMS, se llegó a la fase seis, es decir, a la fase de pandemia mundial, momento en el que es fundamental minimizar el impacto en la salud pública mundial.

Las acciones llevadas a cabo en cada fase tenían como objetivo coordinar los esfuerzos nacionales e internacionales para afrontar la emergencia y, si no contenerla, al menos retrasar su difusión hasta disponer de herramientas con las que contrarrestar sus posibles efectos devastadores.

Puesto que tanto la comunicación entre los diversos actores como la difusión de información son cruciales, disponer de servicios de traducción e interpretación que faciliten ambas actividades resulta vital en todas las fases. Considerando que la rapidez en la respuesta es fundamental para la reducción del número de casos, la necesidad de contar con dichos servicios lingüísticos se presenta como imprescindible.

Las grandes organizaciones disponen de servicios de traducción e interpretación y de equipos multiculturales. En concreto, la OMS, que trabaja en seis idiomas oficiales, cuenta con un plan de acción sobre multilingüismo y manifiesta su postura al respecto de la siguiente forma:

> El multilingüismo del sitio web, las publicaciones y otros recursos de la OMS permite que la información sanitaria llegue a las personas que la necesitan, en lenguas que pueden entender. De esa forma el acceso a la información sanitaria es más equitativo y, a la vez, eficaz.
>
> La comunicación multilingüe cierra brechas y fomenta el entendimiento entre los pueblos. Permite a la OMS orientar más eficazmente las prácticas de salud pública, llegar a un público internacional, y propiciar mejores resultados sanitarios en todo el mundo. Así pues, la comunicación multilingüe es una herramienta fundamental para mejorar la salud mundial.
>
> "Una OMS multilingüe está mejor preparada para transmitir mensajes sanitarios; producir y divulgar información sanitaria; y generar, intercambiar y utilizar equitativamente los conocimientos en materia de salud. Además, está mejor situada para superar lo que es hoy el principal desafío de la salud pública, a sa-

ber, el fortalecimiento de los sistemas de salud a fin de que puedan proporcionar atención sanitaria esencial para todos."

Seis idiomas oficiales

Los seis idiomas oficiales -árabe, chino, español, francés, inglés y ruso- se establecieron mediante una resolución de la Asamblea Mundial de la Salud de 1978, que hizo del multilingüismo una política de la OMS. Desde la adopción de una resolución de 1998, todos los documentos y material institucional de los órganos deliberantes se han puesto a disposición en línea en todos los idiomas oficiales.

Muchas de las principales publicaciones científicas de la OMS, […] se difunden en los seis idiomas, y con frecuencia en muchos más.

La resolución más reciente de la Asamblea Mundial de la Salud sobre el multilingüismo, adoptada en 2008, reitera el llamamiento en favor de la diversidad lingüística en toda la Organización, y hay en marcha un plan de acción quinquenal (2008-2013) para afrontar ese reto[3].

Sin embargo, la OMS es solo unos de los actores, fundamental, pero ni mucho menos único, de esta historia. Todos los Estados, con diferencias abismales entre sí, están también fuertemente implicados. En el caso que se está describiendo, la última pandemia gripal, cada país hizo lo que pudo en función de la situación y de los recursos disponibles. México, país que resultó muy perjudicado por la pandemia, comprendió que una de las medidas más efectivas para luchar contra la transmisión del virus y sus consecuencias tanto a nivel de morbimortalidad como económico, debido a la repercusión sobre el turismo y el comercio, era hacer llegar a todos sus ciudadanos información relativa a cómo prevenir el contagio, entre otras cosas. Así, una de las iniciativas llevadas a cabo fue traducir las recomendaciones y la información disponible a una gran cantidad de lenguas indígenas. Las traducciones fueron llevadas a cabo por el Instituto Nacional de Lenguas Indígenas. Dicho instituto, organismo descentralizado de la Administración Pública Federal, cuenta con un Programa de Revitalización, Fortaleci-

---

[3] http://apps.who.int/gb/ebwha/pdf_files/EB121/B121_6-sp.pdf?ua=1
[Consulta: 24-1-2015]

miento y Desarrollo de las Lenguas Indígenas Nacionales 2008-2012, que establece como uno de sus objetivos promover la profesionalización de intérpretes y traductores de lenguas indígenas y, como parte de sus líneas de acción, contar con estándares de competencia laboral en materia de interpretación y traducción de lenguas indígenas. Igualmente otro de los objetivos es diseñar instrumentos de evaluación para medir y certificar dichas competencias.

Estados Unidos, donde 44 millones de habitantes hablan un idioma distinto del inglés en el ámbito familiar, difundió la información en inglés, español y en lengua de signos.

En todo el mundo se distribuyeron carteles y panfletos informativos en una gran variedad de lenguas. La calidad de dicho material, en su mayoría traducido del inglés, era a veces pobre debido a la premura y sobre todo a la falta de traductores profesionales.

En España, el entonces Ministerio de Sanidad y Política Social editó carteles en español, inglés y francés para colocarlos en los puntos de entrada al país (puertos y aeropuertos). El cartel original (en español) fue traducido a las otras dos lenguas por personal de las instituciones que no eran traductores profesionales. Además, se llevaron a cabo controles sanitarios en todos los medios de transporte internacional procedentes de zonas afectadas (en las fases cuatro y cinco). Dichos controles consistían básicamente en hacer una pequeña encuesta epidemiológica a todos los viajeros que llegaban a cualquier puerto o aeropuerto español en medios de transporte internacional, así como explicarles la situación y darles instrucciones en caso de desarrollar síntomas. Estas actividades, realizadas por el personal de Sanidad Exterior, se llevaban a cabo en español e inglés. En este caso concreto, puesto que la posibilidad de contar con un intérprete profesional era nula, si el personal no era capaz de entenderse con algún viajero, se buscaban estrategias *ad hoc* (según la clasificación de Ozolins, 2000). Así, en los barcos y en los aviones los agentes consignatarios y los auxiliares de vuelo respectivamente hacían las veces de intérprete. Evidentemente, ninguno de los dos colectivos está formado en traducción o interpretación ni en el manejo de terminología especializada en los idiomas en cuestión.

6. Traducción e interpretación en la vigilancia de las fronteras

Los servicios de Sanidad Exterior no cuentan en su plantilla con ningún traductor o intérprete. En cuanto al personal, en su mayoría funcionario, accede al correspondiente puesto de trabajo mediante un concurso de oposición. Dicho concurso consiste en varias pruebas, entre las que, sólo en el caso de los médicos, figura un examen de idioma:

Fase de oposición:

La oposición estará formada por cuatro ejercicios de carácter obligatorio y eliminatorio.

(...)

Segundo ejercicio: Traducción directa y sin diccionario de un texto propuesto por el Tribunal y que será a elegir por el opositor, en francés, inglés o alemán. Para la realización de dicho ejercicio los aspirantes dispondrán de un tiempo de cuarenta y cinco minutos. Para la verificación de este ejercicio el Tribunal podrá ser asistido por asesores especialistas designados por el mismo.

Se otorgará una puntuación máxima de diez puntos, siendo necesario obtener un mínimo de cinco puntos para acceder al ejercicio siguiente.[4]

(...)

Al resto de los trabajadores del centro con los que el viajero entra en contacto, no se le ha exigido ni valorado ningún tipo de formación en lenguas extranjeras para acceder a la plaza.

Además de dar respuesta a una alerta sanitaria internacional, Sanidad Exterior, con 29 departamentos repartidos por el territorio nacional y presentes en los principales puntos de entrada (puertos y aeropuertos del Estado) contribuye a la prevención, control y resolución de los problemas sanitarios derivados de dichas alertas.

---

[4] https://www.boe.es/diario_boe/txt.php?id=BOE-A-2007-9357 [Consulta: 24-1-2015].

Según los datos publicados por la Organización Mundial del Turismo (OMT), en el año 2010 se produjeron 935 millones de llegadas de viajeros internacionales en todo el mundo[5]. Los viajes internacionales, en función de las características del viaje y del viajero, pueden suponer riesgos para la salud y contribuir a la difusión de enfermedades por todo el mundo. Para minimizar estos riesgos, es fundamental que el viajero acuda a un Centro de Vacunación Internacional (CVI) antes de emprender viaje. En los CVIs se atiende a toda persona, ya sea nacional o extranjera, que lo solicite. Teniendo en cuenta que en España están censados más de cinco millones de extranjeros y que además somos uno de los últimos puntos europeos antes de adentrarse en el continente africano para muchos viajeros, el volumen de personas de habla no hispana que se atiende es muy importante. Como en cualquier visita a un centro sanitario, al usuario se le hace una completa entrevista sobre su historia clínica. En este caso, además, se le pregunta por los datos concretos de su viaje. En función de la información aportada, se le explica en profundidad qué vacunas se le van a administrar, sus posibles efectos adversos y las precauciones a tomar en el periodo postvacunal. Asimismo, se le informa de ciertos aspectos legales relacionados con el Certificado Internacional de Vacunación que se le proporciona en el mismo centro. Una parte de la consulta se dedica a la orientación sanitaria con respecto al viaje en cuanto a la necesidad de protegerse (y proteger así al resto del mundo) frente a enfermedades de transmisión hídrico-alimentaria, respiratoria, por picadura de insectos y de transmisión sexual.

Como se puede apreciar, la comunicación entre el personal del centro sanitario y el viajero es fundamental para evitar la propagación internacional de enfermedades infectocontagiosas y para preservar la salud del viajero. Dada la importancia del tema, es vital que el usuario pueda hacerse entender con claridad y comprender toda la información que se le da. Como hemos visto, gran parte del personal no tiene necesariamente que hablar más de un idioma (el español) para ocupar su puesto de trabajo.

Los métodos a los que se recurre para salvar el escollo lingüístico son de diversa índole y en general, como ya se ha dicho, se procede buscando estrategias *ad*

---

[5] wto.org/sites/all/files/docpdf/unwtohighlights11sphr_2.pdf [Consulta: 24-1-2015]

hoc según la situación, que no siempre garantizan una comunicación efectiva. En ocasiones, el usuario trata de entender y de hacerse entender con aquellos recursos lingüísticos de los que dispone que son casi siempre insuficientes, si tenemos en cuenta el nivel de especialización lingüística del ámbito sanitario. Otras veces, algún familiar o conocido hace las funciones de intérprete improvisado por manejar el español mejor que el interesado, pero no así la terminología requerida para una comunicación a este nivel. Incluso algunas veces, se recurre a cualquier otra persona que se encuentra en el centro en ese momento y que puede resultar útil. De este modo, al no contar con un intérprete profesional, la información transmitida se simplifica al máximo, hecho que, lógicamente, reduce de manera drástica la calidad del servicio y el resultado esperado. En realidad, el personal sanitario realiza un trabajo de gran calidad, pero se percata de que el viajero capta sólo una pequeña parte de toda la información que se le está proporcionando. En líneas generales, los viajeros valoran de manera muy positiva la atención recibida, ya que, a pesar de las dificultades que, en ocasiones, experimentan a la hora de establecer comunicación oral y de comprender lo que se les dice, agradecen el esfuerzo del personal, que normalmente trata de asegurarse de que el usuario emprenda el viaje de la forma más segura posible.

Otra función fundamental de Sanidad Exterior es realizar controles higiénico-sanitarios en los medios de transporte internacional de manera rutinaria. Se revisan documentos (generalmente en inglés) y se inspeccionan buques y aeronaves. La multiculturalidad en este ámbito es evidente, así como la necesidad de comunicarse con las tripulaciones tanto para recabar información como para dar instrucciones. Tras dichas inspecciones se procede a emitir un informe con los hallazgos y las recomendaciones pertinentes así como los certificados internacionales correspondientes que deberán ser expedidos en inglés de acuerdo a la legislación en vigor. Tampoco en este caso estaría de más el apoyo de un servicio lingüístico.

Otras actividades, como la activa participación en la Operación Paso del Estrecho, que cada año tiene lugar entre los meses de junio y septiembre, o la atención al colectivo musulmán que peregrina anualmente a La Meca suponen el contacto con miles de viajeros de habla árabe sin la presencia de un traductor o un intérprete.

7. Conclusiones

Se puede deducir de lo expuesto a lo largo del capítulo que aún hay mucho por hacer en todos los ámbitos, incluido el lingüístico, que va recibiendo la importancia que merece. El logro de la seguridad internacional es uno de los principales desafíos que se plantean en el nuevo y complejo panorama de la salud pública. La implementación del nuevo RSI requiere mucho esfuerzo por parte de la OMS y de los Estados. Poco a poco todos los países van preparándose para poner en práctica el RSI (2005) y evitar, detectar y dar respuesta a las posibles emergencias sanitarias internacionales. La provisión de servicios de traducción e interpretación en los dispositivos sanitarios así como en los lugares donde es probable que se detecte una alerta de este tipo (como los puertos y aeropuertos) está recibiendo más atención por parte de las autoridades competentes. Igualmente forma parte de los planes de preparación y de las dotaciones para lo que se consideran capacidades básicas en los puntos de entrada. No obstante, la actual situación de crisis económica mundial no favorece el que se pueda avanzar en este tema.

Una preparación internacional y un mecanismo de coordinación de respuestas verdaderamente eficaces no pueden gestionarse a nivel nacional. Asegurar un futuro mejor exige cooperación, colaboración e inversiones a escala mundial así como gestionar el problema de las enfermedades mundiales con un planteamiento multisectorial que incluya a los gobiernos, la industria, los financiadores públicos y privados, la universidad, los organismos internacionales y la sociedad civil. En el proceso hacia el logro del máximo nivel posible de seguridad mundial en materia de salud es importante que cada sector reconozca su responsabilidad a escala mundial. El RSI (2005) estipula unas capacidades básicas para los países y unas obligaciones para la OMS, que insta a todos los implicados a reconocer sus funciones y responsabilidades en materia de seguridad sanitaria mundial mediante una serie de recomendaciones que incluyen los puntos siguientes:

a) plena aplicación del RSI (2005) por parte de todos los países;

b) cooperación mundial en materia de vigilancia y de alerta y respuesta ante brotes epidémicos entre gobiernos, organismos de las Naciones Unidas, industrias y empresas del sector privado, asociaciones profesionales, instituciones universitarias, centrales de medios y la sociedad civil;

c) libre intercambio de conocimientos, tecnologías y material;

d) responsabilidad mundial para el desarrollo de la capacidad dentro de la infraestructura de salud pública de todos los países. Es preciso fortalecer los sistemas de vigilancia epidemiológica nacionales de modo que sean capaces de predecir los peligros y anticiparse a ellos a nivel tanto internacional como nacional, así como de trazar estrategias de preparación eficaces;

e) colaboración intersectorial en la administración pública; y

f) aumento de los recursos mundiales y nacionales destinados a la formación de personal de salud pública, la mejora de la vigilancia, el desarrollo y fortalecimiento de los medios de laboratorio, el apoyo a las redes de respuesta, y la continuidad y la progresión de las campañas de prevención.

Para que esta ambiciosa empresa tenga éxito, es imprescindible el buen entendimiento entre todos los actores; algo que no será posible sin una correcta mediación lingüística.

8. Fuentes documentales

Abril Martí, María Isabel (2006): *La interpretación en los servicios públicos: caracterización como género, contextualización y modelos de formación. Hacia unas bases para el diseño curricular*. Granada: Tesis doctoral. Disponible en: http://hera.ugr.es/tesisugr/16235320.pdf [Consulta: 12-6-2015].

Aena Aeropuertos S.A. *Estadísticas tráfico.* Disponible en: http://www.aena.es/csee/Satellite?pagename=Estadisticas/Home [Consulta: 12-6-2015].

Benenson, Abram S. (1997): *Manual para el control de las enfermedades transmisibles*. 16ª ed. Washington, D.C.: OPS.

Centers for Disease Control and Prevention: *Saudi Arabia: Hajj Pilgrimage.* Disponible en: http://wwwnc.cdc.gov/travel/yellowbook/2014/chapter-4-select-destinations/saudi-arabia-hajj-pilgrimage [Consulta: 15-6-2015].

Constitución Española, De 27 de diciembre de 1978. BOE núm. 311, de 29 de diciembre de 1978, p. 29313.

Instituto Nacional de Lenguas Indígenas. http://www.inali.gob.mx [Consulta: 12-6-2015].

Ley Orgánica 4/2000, de 11 de enero, sobre derechos y libertades de los extranjeros en España y su integración social. BOE núm. 10, de 12 de enero de 2000, p. 1139.

Ley 14/1986, de 25 de abril, General de Sanidad. BOE núm. 101, de 29 de abril de 1986, p. 15207.

Ministerio de Sanidad, Política Social e Igualdad. *Centros de Vacunación Internacional.* Disponible en: http://www.msssi.gob.es/profesionales/saludPublica/sanidadExterior/salud/centrosvacu.htm [Consulta: 19-8-2015].

Ministerio de Sanidad, Política Social e Igualdad. *La salud también viaja.* Disponible en: http://www.msssi.gob.es/profesionales/saludPublica/sanidadExterior/docs/folleto_2006_lasaludtambienviaja.pdf [Consulta: 19-8-2015].

Ministerio de Trabajo e Inmigración. Gobierno de España. *Extranjeros residentes en España a 31 de marzo de 2011.* Disponible en: http://extranjeros.mtin.es/es/InformacionEstadistica/Informes/Extranjeros31Marzo2011/Archivos/Principales_Resultados_31032011.pdf [Consulta: 19-8-2013].

Orden SCO/2200/2008, de 14 de julio, por la que se convoca proceso selectivo para ingreso, por el sistema general de acceso libre, en la Escala Técnica de Gestión de Organismos Autónomos, especialidad de Sanidad y Consumo. BOE núm. 181, de 28 de julio de 2008, p. 32628.

Orden SCO/2802/2008, de 19 de septiembre, por la que se convoca proceso selectivo para ingreso, por el sistema general de acceso libre, en el Cuerpo de Médicos Titulares. BOE núm. 242, de 7 de octubre de 2008, p. 40334.

Organización Mundial de la Salud (2005): *Reglamento sanitario internacional.* Disponible en: http://www.who.int/csr/ihr/es/index.html [Consulta: 12-6-2015].

Organización Mundial de la Salud. *El multilingüismo y la OMS.* Disponible en: http://www.who.int/about/multilingualism/es/index.html [Consulta: 12 de junio de 2015].

Organización Mundial de la Salud. *Gripe pandémica (H1N1) 2009.* Disponible en: http://www.who.int/csr/disease/swineflu/es/index.html [Consulta: 12-6-2015].

Organización Mundial de la Salud. *Informe sobre la salud en el mundo 2007.* Disponible en: http://www.who.int/whr/2007/es/ [Consulta: 12-6-2015].

Organización Mundial de la Salud. *Multilingüismo: plan de acción.* Disponible en: http://apps.who.int/gb/ebwha/pdf_files/EB121/B121_6-sp.pdf [Consulta: 12-6-2015].

Organización Mundial de la Salud. *Reglamento Sanitario Internacional.* Disponible en: http://www.who.int/ihr/IHR_2005_es.pdf [Consulta: 12-6-2015].

Organización Mundial de la Salud. *Reglamento Sanitario Internacional (RSI 2005): Áreas de trabajo para su aplicación.* Disponible en: http://www.who.int/ihr/AreasofworkES.pdf [Consulta: 12-6-2015].

Organización Mundial de la Salud. Reglamento Sanitario Internacional (RSI 2005): *Instrumento preliminar de evaluación de capacidades básicas para aeropuertos, puertos y pasos fronterizos terrestres designados.* Disponible en: http://www.capsca.org/Documentation/States/CubaRSIPuntosdeEntrada.pdf [Consulta: 12-6-2015].

Organización de las Naciones Unidas. Centro de Información – México, Cuba y República Dominicana. *Gripe A (H1N1).* Disponible en: http://www.cinu.org.mx/influenza/ [Consulta: 12-6-2015].

Ozolins, Uldis (2000): "Communication Needs and Interpreting in Multilingual Settings: the International Spectrum of Response". En: Roberts, R. et al. (eds.) *The Critical Link 2: Interpreters in the Community*. Amsterdam/Philadelphia: John Benjamins. 21-33.

Plaza Martín, Elena (2009): *Gripe pandémica (H1N1)*. Inédito.

Plaza Martín, Elena (s.a.): *Traducción e Interpretación en los Servicios Sanitarios: Peregrinación a la Meca*. Inédito.

Puerto de Málaga. *Tráfico Marítimo – Puerto de Málaga*. Disponible en: http://www.puertomalaga.com/web/guest/trafico-maritimo [Consulta: 19-8-2015].

Puertos del Estado. Ministerio de Fomento. Gobierno de España. *Anuario estadístico 2009*. Disponible en: http://www.puertos.es/content/anuario-estadistico-2009 [Consulta: 19-8-2015].

Real Decreto 1133/2008, de 4 de julio, por el que se desarrolla la estructura orgánica básica del Ministerio de Sanidad y Consumo. BOE núm. 165, de 9 de julio de 2008, p. 29992.

World Health Organization. *Considerations on exercises to validate pandemic preparedness plans*. Disponible en: http://www.who.int/influenza/resources/documents/ExerciseConsiderations.pdf [Consulta: 19-8-2015].

World Health Organization. *Lista de verificación de la OMS del plan de preparación para una pandemia de influenza*. Disponible en: http://www.who.int/csr/resources/publications/influenza/WHO_CDS_CSR_GIP_2005_4SP.pdf [Consulta: 19-8-2015].

World Health Organization. *WHO pandemic phase descriptions and main actions by phase*. Disponible en: http://www.who.int/influenza/resources/documents/pandemic_phase_descriptions_and_actions.pdf [Consulta: 19-8-2015].

World Tourism Organization. *Barómetro OMT del Turismo Mundial*. Disponible en: http://www.unwto.org/facts/eng/pdf/barometer/UNWTO_Barom11_1_key_trends_web_sp.pdf [Consulta: 15-6-2015].

La traducción jurada de textos biosanitarios

TANAGUA BARCELÓ MARTÍNEZ, Universidad de Málaga

1. Introducción

Hablar de la traducción jurada de textos biosanitarios no reviste, a simple vista, dificultad alguna para todo aquel que pertenezca al ámbito de la traducción en cualquiera de sus vertientes (práctica profesional de la traducción, didáctica de la traducción, etc.). Sin embargo, se trata de un tema que acoge dos conceptos harto debatidos en los estudios e investigaciones relacionados con la traducción que deberán abordarse con detenimiento, analizando las relaciones, vínculos y diferencias existentes entre ellos. Para ello, se nos antoja imprescindible realizar un análisis progresivo que parta del establecimiento de las definiciones de los diferentes conceptos a nuestro entender implicados. Posteriormente, trataremos de reflexionar sobre la conveniencia o no de parcelar los diferentes sectores de la traducción que hasta ahora se han venido considerando. Nuestro propósito, como se verá, no es reformular las definiciones aludidas ni plantear otras nuevas. Pretendemos, más bien, reflexionar acerca de determinados supuestos del mundo de la traducción desde un punto de vista tanto profesional como académico.

Algunos de los aspectos que convendría considerar para llevar a cabo un análisis correcto de lo que aquí planteamos, y a los cuales trataremos de dar respuesta en las líneas que siguen, son los siguientes: qué es la traducción jurada; de qué textos se ocupa; qué es un texto biosanitario; ¿son, la traducción jurada y la traducción biosanitaria, dos piezas de los denominados lenguajes de especialidad?; qué justificación podría tener la traducción jurada de un texto biosanitario; ¿es correcto incluir el estudio y la práctica de la traducción jurada dentro de las asignaturas consagradas a la traducción jurídica?, etc.

2. Aclaración de conceptos

Los conceptos de traducción jurada, por un lado, y de traducción de textos biosanitarios, por otro, han sido y siguen siendo objeto de estudio por diferentes motivos a partir de diferentes enfoques y con finalidades de lo más variado. Muchos son los autores[1] que, desde hace años y tanto en el panorama nacional como internacional, han dedicado sus investigaciones a dichos ámbitos, ya sea desde el punto de vista de la didáctica, de la práctica profesional o de sus características terminológicas, entre otros factores. Sin embargo, son muy escasos los trabajos que versan exclusivamente sobre un análisis conjunto que establezca una relación estrecha entre ambas realidades, aunque sí debemos mencionar que algunos autores han hecho mención a dicha relación en algunas de sus obras, tal y como veremos más adelante. Una de las razones principales que podría explicar esta falta de estudios conjuntos es, a nuestro entender, la tendencia generalizada que en los estudios de traducción ha existido a la hora de establecer límites claramente definidos entre conceptos que, según veremos, no resulta tan fácil o no conviene desligar del todo, al menos en determinadas ocasiones.

Para poder llevar a cabo un análisis en el sentido que aquí pretendemos, resulta indispensable abordar algunos conceptos básicos que aún hoy siguen siendo el centro de posturas encontradas.

Hablar sobre la traducción jurada de textos biosanitarios supone hablar acerca de una realidad e implica una visión de conjunto de la práctica profesional de la traducción. Con frecuencia, se considera que los conceptos de traducción jurada, por un lado, y de traducción biosanitaria, por otro, pertenecen al mismo nivel: el de los diferentes tipos de traducciones especializadas. Es precisamente en ese punto, en esa confusión de conceptos, donde radica el principal error y donde se produce una línea divisoria que separa un concepto de otro. Por ello, trataremos

---

[1] Véase Mayoral Asensio (2003) para los estudios de traducción jurada. Para los estudios sobre traducción biosanitaria, consúltese: Cárdenas de la Peña (1996); Congost Maestre (1994); Félix Fernández y Ortega Arjonilla (1998); Fischbach (1998); Gutiérrez Rodilla (1998); Mayor Serrano (2003); Montalt y González Davis (2005); Navarro González (1997, 2000); Rouleau (1994); Van Hoof (1996).

de exponer a continuación cuáles son los nexos comunes y las diferencias existentes entre traducción jurada, por un lado, y traducción biosanitaria, por otro.

3. El concepto de traducción especializada

El debate acerca de la definición y los límites de la traducción especializada no es nuevo. La traducción especializada es la traducción de textos expresados en una lengua especializada. Este último concepto, nombrado de distinto modo según los diferentes autores[2] (lenguas especializadas, lenguas de especialidad, lenguajes especializados, lenguas profesionales y académicas, etc.), posee, según Alcaraz Varó (2007: 7), seis características definitorias que lo diferencian de la lengua común: el léxico; la morfosintaxis; el discurso; la comunicación; los textos profesionales y el marco cultural diferenciado.

A nuestro entender, las lenguas especializadas se caracterizan más por el ámbito de especialidad al que pertenecen que por poseer unas características exclusivas ya que, dentro de una misma lengua especializada, suelen existir tendencias léxicas, morfosintácticas y estilísticas diferentes debido a la gran cantidad de subámbitos especializados existentes. Es el caso del denominado lenguaje jurídico, en el que tienen cabida textos muy diferentes entre sí que no comparten forzosamente características como la monorreferencialidad, la precisión o las frases largas, normalmente atribuidas a dicha lengua especializada.

Tradicionalmente, los estudios de Traducción e Interpretación han abordado la enseñanza de diferentes traducciones especializadas: traducción jurídica, traducción económica y traducción científico-técnica, fundamentalmente. Con la implantación de los nuevos estudios de Grado, éstas se han visto ampliadas gracias a la existencia de nuevas asignaturas como la traducción humanística, entre otras.

---

[2] Véase Guerrero Ramos, Gloria (1999): "¿Tecnolectos, lenguajes (lenguas) específicos, especiales, especializados o de especialidad?". In: *Lingüística para el siglo XXI: III Congreso organizado por el Departamento de Lengua Española*. Salamanca: Ediciones Universidad de Salamanca. 879 – 888.

Existen, además, dos materias que suelen incluirse en el paraguas de la traducción especializada: la traducción audiovisual y, en menor medida (porque no suele ser una asignatura independiente sino que, por lo general, se aborda dentro de la enseñanza de la traducción jurídica), la traducción jurada. Como veremos a continuación, ninguna de las dos se circunscribe en ningún ámbito de especialidad, sino que se definen, más bien, por una serie de características que se refieren a la metodología y las técnicas que deben aplicarse para llevarlas a cabo.

4. La traducción jurada

La Asociación Profesional Española de Traductores e Intérpretes (APETI) define la interpretación jurada como "la traducción oral y escrita con carácter oficial realizada por un Intérprete Jurado[3]". Aunque estamos de acuerdo con dicha definición, consideramos que exige algunas aclaraciones complementarias. Sin embargo, a pesar de su brevedad, sí parece dejar claro que la traducción jurada no pertenece, *a priori*, a ningún ámbito de especialidad, aunque, como veremos más adelante, exista una relación más estrecha con unas especialidades que con otras debido a factores de diversa naturaleza. A este respecto, Borja Albi (2007: 33), afirma que:

> La traducción jurada no está circunscrita a priori a un campo de especialidad determinado […]. En este sentido, pueden ser objeto de traducción jurada documentos médicos (historiales, certificados, etc.), documentos administrativos (informes, cartas, etc.), documentos notariales (poderes, testamentos, etc.). No obstante, cabe decir que un gran volumen de documentación jurídica suele ser objeto de traducción jurada.

La traducción jurada es limitadora en cuanto a quién puede realizarla y a los requisitos de forma que exige y que a continuación expondremos, pero en ningún

---

[3] Desde la entrada en vigor del Real Decreto 2002/2009, de 23 de diciembre, por el que se modifica el Reglamento de la Oficina de Interpretación de Lenguas del Ministerio de Asuntos Exteriores, aprobado por Real Decreto 2555/1977, de 27 de agosto, la denominación oficial es "Traductores/as-Intérpretes Jurados".

caso en cuanto al ámbito de procedencia o al contenido de los textos que deben ajustarse a dichas formalidades.

Las principales características que diferencian una traducción jurada de una traducción no jurada son, fundamentalmente, las siguientes:

1. La traducción jurada deberá entregarse siempre en formato papel (frente al formato electrónico tan extendido actualmente en la práctica profesional de la traducción).
2. Deberá contener el sello y la firma[4] del traductor-intérprete jurado que la realiza.
3. Deberá contener una fórmula que certifique la fidelidad y la exactitud de la actuación del traductor jurado que la realiza[5].

La traducción jurada no exige unas competencias específicas en cuanto al proceso traslativo en sí, que debe ser idéntico al que se siga en la traducción de cualquier tipo de texto y no se limita a unos temas o ámbitos determinados. Sin embargo, sí debe responder a determinadas exigencias legalmente establecidas en cada país.

Actualmente, son varios los textos normativos que regulan los diferentes aspectos relacionados con la traducción jurada en España. El más reciente es el Real Decreto 2002/2009, de 23 de diciembre, por el que se modifica el Reglamento de la Oficina de Interpretación de Lenguas del Ministerio de Asuntos Exteriores[6].

---

[4] En el caso de España, tanto el sello como la firma deben estar debidamente registrados en el Ministerio de Asuntos Exteriores y de Cooperación.
[5] En la traducción jurada, el traductor asume la responsabilidad civil y penal de las consecuencias que su mala actuación pudiese llegar a provocar.
[6] Otros textos destacados son los siguientes: Orden de 12 de julio de 2002, por la que se establecen los requisitos y el procedimiento para la obtención del nombramiento de Intérprete Jurado por los Licenciados en Traducción e Interpretación; Orden de 8 de febrero de 1996, que dicta algunas normas en cuanto al contenido del sello que toda traducción jurada debe contener obligatoriamente y propone la siguiente fórmula fedataria.

4.1. El traductor-intérprete jurado en España

Tal y como afirma Borja Albi (2007: 33),

> el intérprete jurado es un profesional nombrado por el Ministerio de Asuntos Exteriores para que, en nombre propio y bajo su responsabilidad personal, realice una función pública, no como órgano del Estado, pero sí por delegación de éste, en virtud del poder certificante que posee.

Actualmente, y tras la entrada en vigor del Real Decreto 2002/2009, de 23 de diciembre, que modifica el Reglamento de la Oficina de Interpretación de Lenguas del Ministerio de Asuntos Exteriores, el acceso al nombramiento de traductor-intérprete jurado en España se puede producir a través de dos vías: el reconocimiento de un nombramiento extranjero o la realización de los exámenes que cada año convoca el Ministerio de Asuntos Exteriores y de Cooperación. Cabe señalar que, con anterioridad al citado texto normativo, los poseedores de una licenciatura en Traducción e Interpretación que hubiesen cursado un determinado número de horas en asignaturas de traducción jurídica también podían obtener el título de intérprete jurado de forma automática.

4.2. El carácter oficial de la traducción jurada

Según la APETI, el hecho de que una traducción tenga carácter oficial significa que:

> Tiene autenticidad, que hace fe pública y emana de la autoridad derivada del Estado. El carácter oficial no significa que la traducción sea mejor, más exacta, correcta o fiel a su original que la realizada con carácter particular o privado, sino que tiene efectos legales distintos. Estos efectos se resumen en que la traducción hecha y certificada por intérprete jurado se tiene por fiel al original mientras no se haga prueba en contrario, es decir, mientras no sea modificada por la única autoridad competente para revisarla, la Oficina de Interpretación de Lenguas del Ministerio de Asuntos Exteriores.

En ocasiones se tiende a pensar que la traducción jurada está mejor hecha que la no jurada por el hecho de ir firmada y sellada y por las consecuencias legales que se pueden derivar de una mala traducción. Sin embargo, hoy en día la figura del traductor está más reconocida y, en cualquier caso, no debe dudarse de la profesionalidad de un traductor, sea éste jurado o no. De hecho, existen numerosos códigos deontológicos elaborados por distintas asociaciones profesionales que abarcan tanto la traducción jurada como la no jurada, y que suelen ser cumplidos, de forma general, por la mayoría de los traductores profesionales en activo.

4.3. De qué textos se ocupa la traducción jurada

Tal y como hemos apuntado anteriormente, la traducción jurada no está circunscrita a ningún campo temático ni a ningún ámbito o subámbito de especialidad. Cualquier texto, sea cual sea su contenido y su extensión, puede, en un momento dado, ser objeto de traducción jurada porque así lo establezca o exija la ley o la persona o entidad que vaya a recibir la traducción. Dicho esto, no podemos negar la estrecha vinculación que existe entre la traducción jurada y la traducción de textos de contenido jurídico, debido a las exigencias de los organismos judiciales y administrativos en lo referente al manejo y la aceptación de documentación redactada en lenguas extranjeras y sus correspondientes traducciones. Esta relación efectiva ha dado lugar a la creación del binomio traducción jurídica-traducción jurada, compuesto por conceptos que parecen ser indisociables tanto en los planes de estudios de las universidades españolas como en los diferentes estudios llevados a cabo en torno a la traducción jurada.

Para Ortega Arjonilla, la traducción jurídica se diferencia de la traducción jurada fundamentalmente en tres aspectos: el campo de actuación de los intérpretes jurados, los ámbitos jurídicos en los que interviene el intérprete jurado y el estatuto profesional de los intérpretes jurados. Con respecto al primer aspecto, el autor (Ortega Arjonilla, 1997: 129) afirma que "la traducción jurídica, como su nombre indica, se refiere a los documentos jurídicos que puedan ser susceptibles de traducción". Y añade: "La traducción jurada, sin embargo, puede estar dirigida a documentos oficiales que no sean de tipo jurídico. Un ejemplo significativo son los certificados médicos".

Mayoral Asensio (2003: 458) se refiere a la falta de claridad existente a la hora de establecer las diferencias entre traducción jurídica y traducción jurada en los siguientes términos:

> Es habitual establecer un vínculo más o menos directo […] entre traducción jurídica y traducción jurada. En mi opinión es un error proponer como elementos de una misma clase a estos dos tipos de traducción. […] Traducción jurídica es un tipo de traducción que se define habitualmente con respecto al tema de sus textos […] en tanto que la traducción jurada se define con respecto a los condicionamientos sociales de la operación de traducir. […] El hecho de que no sean dos tipos comparables de traducción no implica que no exista en todo caso una relación entre ambos.

Asimismo, el autor (Mayoral Asensio, 2003: 460) ya reclamó la necesidad de establecer una clara diferencia entre los conceptos:

> La tendencia a crear teorías particulares de la traducción jurada según el tipo/género de los textos procede de los estudios de traducción en general, de la vinculación entre tipos de traducción y tipos de texto (en un principio según el tema: ciencia, tecnología, medicina, comercio…) y en último término también según los tipos/géneros textuales (contratos, poderes, testamentos…) […]. Propongo inequívocamente, y mientras no se presente evidencia de los contrario, la desvinculación del estudio de la traducción jurada de los diferentes tipos específicos de texto.

4.4. La traducción jurada en los planes de estudio actuales

Tradicionalmente, el estudio, más o menos amplio, de la traducción jurada en la enseñanza universitaria española se ha abordado a partir de las asignaturas dedicadas a la traducción jurídica y/o económica que, por lo general, se suelen cursar en el tercer curso de las licenciaturas en Traducción e Interpretación (asignaturas anuales, por lo general) o en tercer y cuarto curso de los nuevos estudios de Grado (asignaturas semestrales). En ninguna universidad española se imparte como disciplina independiente dentro de los planes de estudio correspondientes. Tampoco lo está en los nuevos estudios de Grado. La principal explicación de este fenómeno se basa, sin duda, en la vinculación tan estrecha que existe entre este tipo de traducción y los documentos emanantes de los ámbitos jurídico y económico, por un lado, y el carácter minoritario de la traducción jurada en el mercado frente a la traducción no jurada, por otro.

Aunque debamos admitir que un porcentaje muy elevado de los documentos que suelen ser objeto de traducción jurada pertenece a los ámbitos jurídico y económico, esta relación no es exclusiva y provoca que se entienda mal o de forma errónea la profesión del traductor jurado, al que se suele identificar con unas determinadas temáticas de las que se le presupone experto.

A pesar de que los docentes encargados de impartir las diferentes materias hagan más o menos hincapié en el carácter abierto que presenta la traducción jurada, lo cierto es que las prácticas que se suelen hacer destinadas a su enseñanza-aprendizaje giran, por lo general, en torno a textos de contenido exclusivamente jurídico y, en menor medida, económico, administrativo y académico.

La inclusión del estudio y la práctica de la traducción jurada en las asignaturas relacionadas con el derecho y la economía no nos parece desacertada. También somos conscientes de que lo lógico, *a priori*, es pensar que es precisamente en el aula de traducción jurídica y económica donde el docente debe tener en cuenta cuál es la realidad y adecuar sus clases haciendo para ello una selección pertinente de textos.

Al no contar con una asignatura propia, la mayor o menor dedicación que se le concede a la traducción jurada en el marco universitario dependerá del profesorado y de su vinculación más o menos estrecha con ella.

5. La traducción biosanitaria

Los conceptos de traducción biosanitaria y traducción médica suelen confundirse a menudo y llegan a emplearse indistintamente. En esta ocasión, optamos por la denominación de traducción biosanitaria por ser, a nuestro parecer, más abarcadora y más adecuada para el caso que nos ocupa.

Bueno García (2007: 225) entiende que los textos biosanitarios abarcan textos de especialidades médica, veterinaria o farmacéutica. Compartimos la idea de que lo médico estaría incluido en lo biosanitario, pero no extenderíamos los ámbitos que comprende únicamente a las especialidades veterinaria o farmacéutica, sino que incluiríamos, además, otras ramas como pueden ser la fisioterapia o la enfermería. Un texto biosanitario sería, pues, cualquier texto procedente de cualquier ámbito relacionado con la salud.

Esta afirmación abarca una diversidad textual vastísima, al igual que ocurre cuando hablamos de los textos jurídicos. Existen textos cuya pertenencia o vinculación al ámbito biosanitario resulta indudable. Sin embargo, establecer los límites de dicha vinculación supone analizar la variedad textual antes mencionada a partir de las diferentes taxonomías. Además, no todos los textos llamados biosanitarios presentan las mismas características (terminológicas, fraseológicas, sintácticas, estilísticas) ni las mismas dificultades de cara a su análisis y posterior traducción, al igual que ocurre en otros ámbitos de especialidad.

Mata Pastor (1998: 201) realiza una aproximación al tema en un intento por clasificar los diferentes tipos de textos médicos, evocando la variedad textual que en torno a un ámbito especializado dado puede existir. Así, menciona como textos relacionados tangencialmente con el ámbito sanitario un parte hospitalario (que, según la autora, se situaría a caballo entre los ámbitos biosanitario y jurídico) y un parte médico.

5.1. Características de los textos biosanitarios

Al igual que ocurre con los textos jurídicos, los que forman parte del ámbito biosanitario no presentan unas características terminológicas, morfosintácticas y estilísticas únicas, por lo que también aquí convendría analizar en detalle la variedad textual existente.

En el plano léxico, es evidente que cada texto contiene la terminología propia del subámbito a que se refiera. Navarro González (1997: 141), al referirse a los textos que los particulares necesitan traducir (y nombra las altas hospitalarias y los certificados médicos), afirma que "[p]or lo general, se trata de textos sumamente difíciles para el traductor, redactados en una jerga incomprensible para el profano y plagada de abreviaturas, siglas y expresiones que con frecuencia no se hallan en los diccionarios".

La presencia de siglas y abreviaturas en estos textos es muy significativa. Este hecho plantea en ocasiones grandes dificultades, ya que a veces se trata de siglas y abreviaturas no estandarizadas, creadas *ad hoc* por cuestiones prácticas o de espacio.

Otros fenómenos léxicos frecuentes son la sinonimia y la polisemia, tal y como afirma Jiménez Gutiérrez (2009: 580): "La sinonimia y la polisemia son fenómenos frecuentes en los ámbitos especializados y en todos los idiomas, siendo el dominio biosanitario uno de los más prolíficos".

Algunos de estos textos suelen contener términos o expresiones del ámbito administrativo y/o jurídico. Citemos, por ejemplo, aquellos documentos relacionados con las incapacidades, que deberán tener su origen en un profesional sanitario (que es el que realiza la evaluación del paciente y emite un determinado informe) y que posteriormente serán evaluados por comités pertenecientes a la estructura jurídico-administrativa del país en cuestión.

5.2. La traducción biosanitaria en los planes de estudio actuales

En el ámbito académico, la traducción biosanitaria no suele abordarse como una asignatura independiente, sino que, por lo general, forma parte de la traducción científico-técnica, una de las tradicionalmente consideradas como traducciones especializadas. Alarcón Navío (1998: 1025) se refiere a la traducción médica como "elemento temático significativo dentro de la enseñanza de la traducción científica". En ese sentido, comparte con la traducción jurada la "falta de exclusividad" o la inclusión en asignaturas más abarcadoras, lo que reduce el número de horas de aprendizaje.

El papel más o menos protagonista de la traducción biosanitaria como parte de una asignatura tan amplia como puede ser la traducción científico-técnica dependerá del plan de estudios específico de cada universidad.

5.3. La traducción biosanitaria en el mercado

La traducción científico-técnica, en general, y la biosanitaria, en particular, tienen una presencia importante en el mercado profesional de la traducción. Dicha presencia será más o menos acentuada en función del par de lenguas y del subámbito concreto de que se trate. A este respecto, Navarro González (1997: 141[7]) afirma que "el inglés es […] el idioma indiscutido de la medicina en el mundo". Y añade lo siguiente:

> Esto no quiere decir, por supuesto, que el traductor médico deba conocer exclusivamente el inglés. Aunque el mayor volumen de traducciones médicas se realiza a partir del inglés, también se traduce de otras lenguas. La mayor parte del fondo editorial de Masson-Salvat, por ejemplo, procede de Francia […]. En cuanto al alemán, no podemos olvidar que gran parte de las principales empresas químico-farmacéuticas europeas están localizadas en los países de habla alemana (Roche, Sandoz, Bayer).

El Grupo de Investigación en Traducción Médica de la Universitat Jaume I defiende la importancia de la traducción médico-sanitaria y afirma que:

> La traducción médica es una actividad imprescindible para el desarrollo de la comunicación y el conocimiento médicos en todas sus vertientes: divulgación, formación, investigación, entre otras. Estudios como el realizado en 2005 por la Agrupación de Centros Especializados en Traducción demuestran que el mercado de la traducción médica se encuentra en constante crecimiento (en la fecha del estudio, este tipo de traducción representaba un 14,6% de la demanda empresarial en España).

En lo referente a la clientela que suele demandar las traducciones de textos médicos, el grupo señala que:

> Muchos son los organismos que requieren esta compleja especialización: editoriales, laboratorios farmacéuticos, organizaciones internacionales, hospitales, grupos de investigación, empresas de equipamiento médico-sanitario, entre otros. Se trata, pues, de una especialidad de traducción que se presenta como

---

[7] Aunque se trate de un estudio que data de hace algunos años, la proporción se ha seguido manteniendo hasta la actualidad.

una de las más fructíferas en lo que a posibilidades de trabajo y de desarrollo profesional se refiere y que, a su vez, necesita nutrirse de profesionales con una formación y unos conocimientos específicos.

Para Navarro González (1997), los clientes de la traducción médica son, fundamentalmente, las editoriales médicas y la industria farmacéutica y, en menor medida, algunos organismos internacionales (Cruz Roja o la Organización Mundial de la Salud), las universidades, los grandes hospitales, los centros de investigación, los medios de comunicación y los particulares.

Estas afirmaciones demuestran la amplitud del ámbito referido desde el punto de vista de la producción textual. Un texto de contenido biosanitario variará en función de si su intención es la divulgación, la formación o la investigación del conocimiento y la comunicación médicos. Así, un texto de contenido biosanitario para una editorial poco tendrá que ver seguramente con los textos cuya traducción sea requerida por un laboratorio farmacéutico. Asimismo, los textos que emanen de una empresa de equipamiento médico-sanitario serán textos híbridos con presencia de una terminología propia de algún subámbito de la medicina, por un lado, y una terminología técnica específica en cada caso, por otro. De hecho, ya Hatim y Mason (1990) indicaron en su día a este respecto que "la multifuncionalidad o hibridez de cualquier texto imposibilitan la elaboración de taxonomías convincentes", como estamos poniendo de manifiesto en el presente estudio.

6. La traducción jurada de textos no jurídicos: la realidad del traductor jurado

El traductor-intérprete jurado, ya lo hemos mencionado, debe hacer frente a una inmensa variedad de textos a lo largo de su carrera profesional. A pesar de que la realidad profesional de cada traductor sea diferente y se vea influenciada por factores de diversa índole (geográficos, par de lenguas de trabajo), sí podemos hablar de una serie de documentos recurrentes en el ámbito de la traducción jurada, entre los que cabría destacar los estatutos de empresas, los poderes, los testamentos, las sentencias o los documentos procedentes de los registros civiles.

Aunque algunos traductores jurados consiguen una cierta especialización y logran trabajar dentro de subámbitos muy concretos, lo normal es que reciba documentos diversos procedentes, en su gran mayoría, de los ámbitos jurídico y económico. Fuera de dichos ámbitos, los textos pueden proceder de áreas muy diversas en función de las necesidades del mercado. Los textos académicos, que se ubican a caballo entre los textos jurídicos y los administrativos, son quizás los textos más frecuentemente traducidos por los traductores jurados fuera del ámbito jurídico propiamente dicho.

7. La traducción jurada de textos biosanitarios: qué textos se traducen más y por qué

Pero, ya lo hemos apuntado anteriormente, la traducción jurada no se ciñe exclusivamente a los textos jurídicos. ¿Qué relación guarda, pues, la traducción jurada con la traducción biosanitaria o, mejor dicho, con los textos biosanitarios?

Los textos biosanitarios también tienen cabida en la traducción jurada. Dentro de éstos, existen determinados textos que se suelen traducir más que otros y es interesante ver cómo las tendencias y la actualidad social desempeñan una función crucial en este hecho. La traducción jurada de un manual de medicina no se entendería salvo en situaciones muy específicas. Sin embargo, sí parece lógico pensar que un certificado médico deba someterse a este tipo de traducción en un momento dado, lo que lleva a pensar que, como casi la gran mayoría de clientes que demandan una traducción jurada, en este caso suele ser un particular quien, por diversas razones, solicite la traducción jurada de un determinado texto de contenido biosanitario.

Entre los textos biosanitarios que con mayor frecuencia suelen ser objeto de traducción jurada[8] destacan los siguientes: certificados médicos oficiales (formularios); otros certificados médicos (indicación de las causas de hospitalización, ingreso o visita; justificante de tener las vacunas al día); documentos para el reconocimiento de incapacidades y minusvalías para la solicitud de pensiones y

---

[8] Véanse, a modo de ejemplo, los documentos adjuntos al final del artículo.

ayudas; documentos relacionados con productos farmacéuticos (fórmulas, tests específicos); documentos que forman parte de expedientes de adopción[9].

7.1. La traducción de expedientes de adopción internacional

La traducción de expedientes de adopción internacional es uno de los ejemplos más ilustrativos de la variedad textual a la que se enfrentan los traductores-intérpretes jurados. Se trata de expedientes que incluyen documentación muy variada compuesta por textos de contenido exclusivamente económico (declaraciones de la renta, nóminas), textos jurídicos (certificado de antecedentes penales), documentos de estado civil (partida de nacimiento), certificados médicos, etc. Se trata, además, de documentación que debe ser traducida al idioma del país receptor, tal y como establece, en el caso de España, el Ministerio de Sanidad, Política Social e Igualdad: "En el supuesto de que se tramite con un país con una lengua oficial distinta al castellano, los documentos deberán ser traducidos por traductor jurado".

Según el estudio estadístico más reciente, realizado por el Ministerio de Educación, Política Social y Deporte[10], durante el periodo comprendido entre los años 2003 y 2007 se realizaron en España 23 035 adopciones internacionales, lo que supone una media de 4 607 expedientes al año. Expedientes que deben ser traducidos (traducción jurada) en su totalidad, lo que muestra el importante volumen de trabajo en este sector.

---

[9] La presentación de la traducción jurada de determinados documentos de contenido médico-sanitario es un trámite obligatorio en los procesos actuales de adopción internacional. Entre la documentación requerida se incluyen certificados de salud física y mental; certificado de esterilidad; certificado médico que incluya certificación de que no se padecen enfermedades contagiosas; certificado médico con analítica e informe torácico; etc.
[10] Actualmente, Ministerio de Sanidad, Política Social e Igualdad.

8. Qué lugar ocupa la traducción jurada de textos biosanitarios en los planes de estudios de las universidades españolas

No tenemos constancia de que la traducción biosanitaria se aborde desde el punto de vista de la traducción jurada en el seno de la universidad española. Esta práctica no nos parece del todo desacertada y, en cualquier caso, dependerá del profesorado y de los contenidos propios de cada universidad. Se trata de un modo funcional de repartir los distintos contenidos que forman parte de los diferentes planes de estudios. Y, al fin y al cabo, hay que tener en cuenta que nuestros alumnos están, de momento, obligados a cursar tanto la traducción jurídica y económica como la científico-técnica, por lo que la formación está, en principio, garantizada. A esto hay que añadir el hecho de que la nueva normativa que rige el acceso al título de traductor-intérprete jurado en España deja al margen a los poseedores de un título universitario en traducción e interpretación, lo que podría servir de justificación para no incluir este aspecto en los planes de estudio.

¿Dónde se debería ubicar, pues, la enseñanza-aprendizaje de la traducción jurada de textos biosanitarios? Desde el punto de vista de la traducción científico-técnica, parece poco probable que los traductores de este sector tengan las miras puestas en la traducción jurada como ámbito de trabajo, ya que suelen interesarse más por intentar alcanzar una especialización en algún subámbito de la ciencia y/o de la técnica. Parece, pues, que sólo cabría abordar este proceso desde la enseñanza-aprendizaje de la traducción jurada. Ahora bien, como ya hemos visto anteriormente, la traducción jurada se estudia (y no siempre) dentro del marco de las asignaturas de traducción jurídica y económica. Los docentes que la imparten suelen estar familiarizados con los ámbitos jurídicos y económicos y es a partir de textos de dichos sectores cuando abordan el tema de la traducción jurada. En cualquier caso, abogamos por una formación abierta, abarcadora y menos parcelada, que dé muestras de la situación real del mercado de la traducción profesional y que ofrezca a nuestros alumnos la máxima información y la formación más completa posible.

9. Conclusiones

De todo lo expuesto en el presente artículo, podemos extraer una serie de reflexiones finales que a continuación se enumeran:

a) Los actuales planes de estudio no dan cuenta de forma totalmente satisfactoria de la amplitud temática de la traducción jurada.

b) Es necesario reforzar el proceso de inculcación al alumnado de que traducción jurada no equivale a traducción jurídica.

c) Es preciso eliminar la equivalencia que se ha establecido entre traducciones pertenecientes a los distintos ámbitos de especialidad y las distintas modalidades de traducción que obedecen a condicionantes que no pertenecen a ninguna temática en particular, como es el caso de la traducción jurada y la traducción audiovisual.

d) La excesiva parcelación del conocimiento sin tener una visión de conjunto conduce a veces a equívocos como el que suele girar en torno a la traducción jurada, incluso entre personas que conocen esta área de conocimiento.

e) La traducción jurada de textos biosanitarios es una realidad y, como tal, debería tenerse en cuenta tanto en la formación del futuro traductor como en la práctica profesional de la traducción.

10. Bibliografía

Alarcón Navío, Esperanza (1998): "Variedad y especificidad de la traducción médica." En: Félix Fernández, Leandro / Ortega Arjonilla, Emilio [coords.]: *II Estudios sobre Traducción e Interpretación*, tomo III. Málaga: Universidad de Málaga. 1025 – 1042.

Alcaraz Varó, Enrique (1994): *El inglés jurídico. Textos y documentos*. Barcelona: Ariel.

Alcaraz Varó, Enrique (2007): "Las lenguas profesionales y académicas." En: Alcaraz Varó, Enrique et al. [eds.]: *Las lenguas profesionales y académicas*. Barcelona: Ariel.

Álvarez Calleja, María Antonia (1995): *Traducción jurídica inglés-español*. Madrid: UNED.

Argüeso, Antonio (1997): "La traducción jurídica en España." En: *Senez*, 19, [Documento disponible en: http://www.eizie.org/es/Argitalpenak/Senez/19970101/Argueso1].

Borja Albi, Anabel (2000): *El texto jurídico inglés y su traducción al español*. Barcelona: Ariel.

Borja Albi, Anabel (2007): *Estrategias, materiales y recursos para la traducción jurídica inglés-español*. Castellón de la Plana: Publicacions de la Universitat Jaume I – Edelsa.

Bueno García, Antonio (2007): "Nuevas iniciativas en torno a la formación e investigación en traducción biosanitaria." In: *Panace@*, vol. IX, 26, 225 – 229.

Bueno García, Antonio / García-Medall, Joaquín [eds.] (1999): "Informe sobre la traducción e interpretación juradas [Report on sworn translation and interpreting]". En: *La traducción: de la teoría a la práctica*. Valladolid: Universidad. 61 – 81.

Cano Martínez, Antonio. (1996): *La traducción jurídica francesa: una introducción teórica y práctica*. San Vicente: Club Universitario.

Cárdenas de la Peña, Enrique (1996): *Terminología médica*. Madrid: McGraw Hill / Interamericana.

Congost Maestre, Nereida (1994): *Problemas de la traducción técnica. Los textos médicos en inglés*. Alicante: Universidad de Alicante.

Cornu, Gérard (1990): *Linguistique juridique*. París: Montchrestien.

Elena García, Pilar (2003): "El texto biosanitario: tipología textual y didáctica de la traducción." En: García Peinado, Miguel Ángel / Ortega Arjonilla, Emilio [coords.]: *Panorama actual de la investigación en traducción e interpretación.* 143 – 152.

Félix Fernández, Leandro / Ortega Arjonilla, Emilio [eds.] (1998): *Traducción e Interpretación en el ámbito biosanitario.* Granada: Comares.

Feria García, Manuel Carmelo (1999): *Traducir para la justicia.* Granada: Comares.

Fischbach, Henry [ed.] (1998): *Translation and Medicine.* Ámsterdam / Filadelfia: John Benjamins Publishing.

Gémar, Jean-Claude [dir.] (1982): *Langage du droit et traduction. Essai de jurilinguistique.* Québec: Linguatech-C.L.F.

Guerrero Ramos, Gloria (1999): "¿Tecnolectos, lenguajes (lenguas) específicos, especiales, especializados o de especialidad?" En: *Lingüística para el siglo XXI: III Congreso organizado por el Departamento de Lengua Española.* Salamanca: Ediciones Universidad de Salamanca. 879 – 888.

Gutiérrez Rodilla, Bertha (1998): *La ciencia empieza en la palabra. Análisis e historia del lenguaje científico.* Barcelona: Península.

Hatim, Basil / Mason, Ian (1990): *Teoría de la traducción: una aproximación al discurso.* Barcelona: Ariel [traducción al español de Salvador Peña Martín].

Jiménez Gutiérrez, Isabel (2009): "La sinonimia y la polisemia en la terminología anatómica: términos de ubicación y de relación de estructuras anatómicas." En: *Entreculturas: Revista de Traducción y Comunicación Intercultural*, 1, 579 – 597.

Lobato Patricio, Julia (2009): "La traducción jurídica, judicial y jurada: vías de comunicación con las administraciones". En: *Entreculturas: Revista de Traducción y Comunicación Intercultural*, 1, 191 – 206.

Marimón Llorca, Carmen / Santamaría Pérez, Isabel (2007): "Los géneros y las lenguas de especialidad (II): El contexto científico-técnico." En: Alcaraz Varó, Enrique / Mateo Martínez, José / Yus Ramos, Francisco [eds.]: *Las lenguas profesionales y académicas.* Barcelona: Ariel Lenguas Modernas. 127 – 140.

Mata Pastor, Carmen (1998): "La traducción de textos médicos atípicos." In: Félix Fernández, Leandro / Ortega Arjonilla, Emilio [eds.]: *Traducción e interpretación en el ámbito biosanitario.* Granada: Comares. 89 – 101.

Mayor Serrano, María Blanca (2003): *Tipología textual pragmática y didáctica de la traducción en el ámbito biomédico.* Granada: Editorial Universidad de Granada.

Mayoral Asensio, Roberto (2003): "Investigación en traducción jurada.". In: García Peinado, Miguel Ángel / Ortega Arjonilla, Emilio (2003) [coords.]: *Panorama actual de la investigación en Traducción e Interpretación. Vol. II.* Granada: Atrio.

Montalt, Vicent / González Davis, María (2005): *Medical Translation Step By Step. Learning By Drafting.* Manchester: St. Jerome Publishing.

Moreno Vigier, Francisco: "La nueva normativa de la profesión de traductor-intérprete jurado: ¿un paso adelante o un paso atrás?" [Documento en línea disponible en: http://www.lalinternadeltraductor.org/n4/traductor-interprete-jurado.html].

Muñoz Miquel, Ana (2009): "*El perfil del traductor médico*: diseño de un estudio de corte socioprofesional." En: *Panace@,* vol. X, 30, pp. 157 – 167.

Navarro González, Fernando (1997): *Traducción y lenguaje en medicina.* Barcelona: Fundación Dr. A. Esteve.

Navarro, Fernando / Hernández, Francisco (1997): "Anatomía de la traducción médica." En: Félix Fernández, Leandro / Ortega Arjonilla, Emilio [coords.]: *Lecciones de teoría y práctica de la traducción.* Málaga: Servicio de Publicaciones e Intercambio Científico de la Universidad de Málaga.

Navarro González, Fernando (2000): *Diccionario crítico de dudas (inglés-español) de medicina.* Madrid: McGraw Hill / Interamericana.

Orden de 8 de febrero de 1996, por la que se dictan normas sobre los exámenes para nombramiento de Intérpretes Jurados.

Orden de 12 de julio de 2002, por la que se establecen los requisitos y el procedimiento para la obtención del nombramiento de Intérprete Jurado por los Licenciados en Traducción e Interpretación.

Ortega Arjonilla, Emilio (1997): "Traducción jurídica versus traducción jurada." En: San Ginés Aguilar, Pedro / Ortega Arjonilla, Emilio [eds.]: *Introducción a la traducción jurídica y jurada (francés-español)*. Granada: Comares. 129 – 131.

Ortega Arjonilla, Emilio (1998): "La formación del traductor científico-técnico en general y del biosanitario en particular dentro de la combinación lingüística francés-español: experiencia docente en la Universidad de Málaga." En: Félix Fernández, Leandro / Ortega Arjonilla, Emilio [coords.]: *Traducción e interpretación en el ámbito biosanitario*. Granada: Comares. 89 – 101.

Peñarroja, Josep (1993): "Los intérpretes jurados". En: *Sendebar*, 4, 263 – 270.

Real Decreto 2002/2009, de 23 de diciembre, por el que se modifica el Reglamento de la Oficina de Interpretación de Lenguas del Ministerio de Asuntos Exteriores.

Rouleau, Maurice (1994): *La traduction médicale. Une approche méthodique*. Montreal: Linguatech.

San Ginés Aguilar, Pedro / Ortega Arjonilla, Emilio [eds.] (1997): *Introducción a la traducción jurídica y jurada (inglés-español)*. Granada: Comares.

San Ginés Aguilar, Pedro / Ortega Arjonilla, Emilio [eds.] (1997): *Introducción a la traducción jurídica y jurada (francés-español)*. 2ª ed. Granada: Comares.

Van Hoof, Henri (1996): *Manual de traducción médica. Diccionario básico de medicina (inglés-francés-español)*. Granada: Comares [Traducción y adaptación al español de Emilio Ortega, Elena Echeverría, Ana Belén Martínez y José Félix Martínez].

10.1.1. Documentos anexos

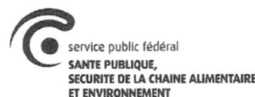

service public fédéral
**SANTE PUBLIQUE,
SECURITE DE LA CHAINE ALIMENTAIRE
ET ENVIRONNEMENT**

NUT/PL

Nr. NUT/PL	PRODUIT	REMARQUES
Pl	▓▓▓▓	1-2-4-5-6
Pl	▓▓▓▓	1-2-4-5-6
Nut/Pl	▓▓▓▓	1-2-3-4-5-6

(a) Si le produit ne tombe pas sous l'application des arrêtés royaux du (▓▓▓▓) ne lui est pas attribué de numéro.
(b) Si le produit contient une ou des plante(s) et/ou substance(s) interdite(s) par les arrêtés royaux de ▓▓▓▓, il ne lui est pas attribué de numéro. **Le produit ne peut pas être commercialisé sous sa forme actuelle.**
(c) Numéro non attribué pour dossier incomplet ou pour cause d'infraction grave à la réglementation du secteur alimentaire. **Le produit ne peut pas être commercialisé sous sa forme actuelle.**

Remarques

1. Si un numéro NUT/PL est attribué, c'est sur base du dossier de notification qui nous a été communiqué. Toutes présentations, publicités, notices explicatives et autres documents, relatifs au produit, doivent également répondre à la réglementation en matière de denrées alimentaires. En aucun cas le produit ne peut être présenté comme ayant des effets thérapeutiques et/ou prophylactiques (médicaments). Le numéro de notification est attribué uniquement sur base du dossier administratif et ne constitue nullement une reconnaissance de conformité dudit produit et/ou sa présentation à la réglementation en vigueur. L'attribution d'un numéro de notification n'exclut aucunement la poursuite des infractions avérées.

2. Nous vous demandons, de nous tenir informé de toutes les modifications liées à vos produits (nouvel étiquetage, complément de dossier, modification de composition, etc ...) ainsi que toutes modifications liées à votre société (adresse, changement de statut, changement de nom, changement de responsable, etc...).

3. Un numéro relatif à la réglementation Nutriment (NUT) vous est attribué. Ce numéro a la forme suivante NUT n°de firme/n° de produit. Dans le cas de produits combinant les réglementations nutriment et plante, le numéro sera le même. (▓▓▓▓).

4. Un numéro relatif à la réglementation plante (PL) vous est attribué. Ce numéro devra apparaître dans tous les documents commerciaux relatifs au produit. Ce numéro a la forme suivant PL n°de firme/n° de produit. Dans le cas de produits combinant les réglementations nutriment et plante, le numéro sera le même. (▓▓▓▓).

5. Pour les plantes de la liste 3 de l'annexe de l'arrêté royal marquées par un astérisque, une teneur maximale en principe actif sera fixée. Si cette valeur est dépassée, le produit devra être soumis à un enregistrement médicament. (▓▓▓▓).

6. Veuillez préciser l'espèce pour la plante suivante : ▓▓▓▓

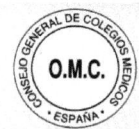

CONSEJO GENERAL DE COLEGIOS OFICIALES DE MEDICOS DE ESPAÑA

Derechos autorizados:
3,48 EUROS
I.V.A. INCLUIDO

Clase 1.ª
Ordinaria
Serie **K**
Nº 2229928

CERTIFICADO MEDICO OFICIAL

Colegio de _____

D. ▬▬▬▬▬▬▬▬▬▬, doctor _____ en Medicina y Cirugía, colegiado en ▬▬▬▬▬▬▬▬▬▬▬▬▬▬, con el número ▬▬▬▬▬▬ y con ejercicio profesional en Córdoba _____

CERTIFICO: Que Dª ▬▬▬▬▬▬▬▬▬▬▬▬, no padece enfermedad infecto-contagiosa y tiene puestas todas las vacunas que corresponden a su edad

Y para que así conste donde convenga, y a instancia de interesada _____ expido el presente Certificado en ▬▬▬▬▬▬ a ▬▬▬▬ de ▬▬▬▬ de dos mil ▬▬▬

NOTA.- Ningún Certificado Médico será válido si no va extendido en este impreso, editado por el Consejo General de Colegios Oficiales de Médicos de España, debiendo, además, llevar estampado el sello del Colegio Médico Provincial en que este Certificado sea extendido.

Algunas reflexiones teórico-prácticas sobre la traducción de textos médicos especializados del francés al español

Emilio Ortega Arjonilla, Universidad de Málaga

1. Consideraciones preliminares

El objetivo de este trabajo consiste en la presentación de algunas de las peculiaridades que acompañan a la traducción de textos médicos especializados dentro de la combinación lingüística francés-español.

Nadie pone en duda, a día de hoy, que el inglés, como lo fueran en otros momentos de la historia el alemán, el francés, el latín, el árabe o el griego clásico, ocupa, a día de hoy, el papel de *lingua franca* de la comunicación médica a escala internacional. De igual forma, tampoco se escapa a nuestra consideración que el español, en según qué ámbitos especializados, es una de las lenguas hacia las que más se traduce a escala internacional.

Por otro lado, el francés, a bastante distancia del inglés, pero ocupando un destacado segundo puesto, sigue siendo una lengua muy traducida, y, en particular, al español.

La cuestión que aquí nos ocupa es, como apuntábamos más arriba, la caracterización de las dificultades que presenta la traducción de textos médicos especializados del francés al español. Y entre éstas, adquiere un especial relieve la influencia desigual que el inglés, entendido como *lingua franca*, tiene en las dos comunidades científicas que entran en contacto en la traducción de textos médicos del francés al español: la francófona, por un lado, y la hispanohablante, por el otro.

A este respecto, cabría afirmar que la traducción de textos médicos del francés al español se enfrenta, con mucha frecuencia, a la siempre difícil tarea de sopesar si un determinado préstamo procedente del inglés ha de ser mantenido en español o no en la traducción de textos médicos del francés.

Son numerosos los estudios que sobre la influencia del inglés médico en español se han llevado a cabo. Entre otras, citaremos el *Diccionario crítico de dudas (inglés-español)* de Fernando Navarro, o las numerosas contribuciones publicadas en la revista Panace@ por expertos en la materia. También son dignas de mención algunas monografías de Martínez López: *La traducción de textos médicos especializados para el ámbito editorial (inglés-español)*, en la editorial Comares (2010) y *Traducción y terminología en el ámbito biosanitario (inglés-español)* en la editorial Peter Lang (2011).

Sin embargo, son bastante menos numerosos los artículos o publicaciones que tratan de dar cuenta de las dificultades de traducción que presenta la traducción de textos médicos del francés al español, incluida, claro está, la cuestión de la influencia del inglés tanto en la construcción de textos en francés como en la traducción de estos al español. Remitimos a este respecto a dos tesis doctorales relativamente recientes, una de ellas defendida en la Universidad de Málaga por Astorga Zambrana[1], en mayo de 2011; la otra, defendida en la Universidad Autónoma de Madrid, en octubre de 2011, por Contreras Blanco[2], en las que se abordan desde un punto de vista principalmente traductológico (Astorga) o terminológico (Contreras) las dificultades que acompañan a la traducción de textos médicos especializados del francés al español.

Otro punto de anclaje para nuestra reflexión lo constituyen dos de las escasas monografías disponibles sobre el tema dentro de la combinación lingüística francés-español. Nos referimos, en concreto, a la obra titulada: Félix Fernández y Ortega Arjonilla (eds.): *Traducción e interpretación en el ámbito biosanitario* (Ed. Comares, colección interlingua, Granada: 1998) y a la obra, traducida y

---

[1] Esther Astorga Zambrana: *Sobre la traducción de textos médicos especializados (francés-español). Aspectos terminológicos, lingüísticos y traductológicos.* Universidad de Málaga, 2010 (tesis doctoral).
[2] Fernando Contreras Blanco: *Sobre la adquisición de metodologías de trabajo profesional y capacitación terminológica en el aula de traducción científico-técnica (francés-español). Propuesta de elaboración de un diccionario de clase de apoyo a la enseñanza aprendizaje de la traducción.* Universidad Autónoma de Madrid, 2011 (tesis doctoral).

adaptada al español por Emilio Ortega, entre otros, y que lleva por título: Henri Van Hoof: *Manual práctico de traducción médica. Diccionario básico de medicina inglés-francés-español* (Ed. Comares, colección interlingua, Granada: 1998).

Estas dos obras, a quince años vista de su publicación, son ya consideradas como clásicos de la literatura traductológica en lengua española sobre el ámbito de la traducción médica. También nos referiremos a ellas a lo largo de este trabajo de caracterización de dificultades de la traducción de textos médicos del francés al español.

Como se puede apreciar, la investigación traductológica que tiene por objeto la combinación lingüística francés-español y, en concreto, el ámbito científico-técnico, en general, y biosanitario, en particular, es mucho más escasa que la destinada al estudio de la combinación lingüística inglés-español, mucho más diversificada.

Las razones que explican este desequilibrio entre combinaciones lingüísticas son diversas. Entre ellas, destaca el papel preponderante, desde una perspectiva profesional, de la traducción científico-técnica del inglés al español (y viceversa). También tiene algo que ver que el volumen de investigadores que trabajan en traducción médica dentro de esta combinación lingüística (inglés-español) sea mucho más amplio que el que lo hace tomando en consideración la combinación lingüística francés-español. Por último, hay que destacar que son otros los ámbitos los más representativos de la traducción profesional dentro de la combinación lingüística estudiada en este capítulo.

2. Objetivos y alcance de esta contribución

Una vez acotado parcialmente el objeto de estudio en este trabajo, nos gustaría abordar esta delimitación del tema apelando a una doble percepción de la traducción médica: profesional y académica.

Nuestra percepción de la traducción médica de francés a español, respaldada por una amplia trayectoria investigadora y profesional[3] ha ido cambiando a lo largo de estos años, y pretende superar los estrechos márgenes que en muchas ocasiones nos impone una visión académica clásica.

Para empezar, dentro de las actuaciones profesionales al uso habremos de distinguir entre "mediación cultural" (oral, se entiende) y traducción (de textos escritos) y, dentro de estos habrá que establecer una distinción clara entre las modalidades de traducción e interpretación que pueden verse implicadas en según qué procesos.

Así, podemos distinguir entre:

1. **Interpretación telefónica.** Bastante utilizada y con algunas experiencias ya puestas en marcha en España.
2. **Interpretación en contexto hospitalario (generalmente bilateral)**, es decir, intercambio de preguntas-respuestas sin toma de notas previa.
3. **Interpretación en contexto judicial de "informes periciales con temática sanitaria"** o práctica de la prueba por parte de peritos (médicos generalistas o especialistas en alguna rama de la medicina, psiquiatras, médicos forenses, etc.) o de los propios traductores e intérpretes que han intervenido como peritos – a instancia de parte.
4. Interpretación consecutiva en contexto empresarial (laboratorios farmacéuticos), reuniones internacionales de médicos o especialistas de la salud, etc.)
5. Interpretación simultánea de Congresos, Jornadas, Simposios y otras reuniones científicas de carácter internacional y temática biosanitarias o farmacológica.

Huelga decir que, excepción hecha de la interpretación simultánea de congresos, en la que muchas intervenciones se realizan en inglés, al menos en España, y, por tanto, desde la perspectiva del español, son necesarios gran número de intérpretes con esta combinación lingüística; en todos los demás ámbitos, la interpre-

---

[3] El autor de este capítulo ha tenido la oportunidad de participar en numerosos proyectos de traducción para el ámbito de la salud en contexto asistencial, editorial, universitario y hospitalario desde 1995.

tación se realiza utilizando como lenguas de trabajo la lengua de los pacientes (sea esta su lengua materna u otra lengua que conocen, con distintos niveles de competencia según los casos) y la de los profesionales de la salud (el español, en este caso). Si tomamos como referencia la situación de contacto lingüístico existente a día de hoy en algunas provincias españolas, podremos ilustrar con mayor claridad qué queremos decir con estas afirmaciones.

Provincia de Almería. Esta provincia acoge un gran número de inmigrantes por motivos laborales, procedentes del Magreb, de países subsaharianos o de Europa del Este, y, por lo general, con poca formación y unos conocimientos bastante limitados de las lenguas más extendidas a escala internacional. También constatamos la existencia de un porcentaje menor de ciudadanos comunitarios procedentes de países como Francia, Bélgica, Reino Unido, Alemania, Austria, Italia, etc. La situación de contacto lingüístico en esta provincia es, a tenor de las investigaciones realizadas por el profesor Francisco García Marcos, catedrático de Lingüística General de la Universidad de Almería, de más de 100 lenguas en contacto.

Provincia de Murcia. En esta provincia se reproduce una situación similar a la existente en la provincia de Almería y se constata la existencia de más de 80 lenguas en contacto en el conjunto de esta Comunidad autónoma uniprovincial.

Provincia de Málaga – Costal del Sol -. En esta provincia también se reproducen, en parte, los fenómenos de contacto lingüístico detectados en Almería y Murcia. Sin embargo, en esta ocasión, es menor el número de lenguas en contacto y es mucho mayor la presencia de ciudadanos comunitarios, sobre todo de países como Reino Unido y Alemania y, en menor medida, Rusia, Francia e Italia.

De nuevo, como podemos constatar por estos ejemplos, las necesidades lingüísticas relacionadas con la traducción e interpretación dentro del ámbito biosanitario superan, con mucho, una reducción a la combinación lingüística inglés-español, que sí es la más relevante, con diferencia, en el ámbito de la traducción editorial o de la interpretación simultánea para Congresos Internacionales de Medicina.

Para abordar las cuestiones relativas a la interpretación comunitaria dentro del ámbito biosanitario resulta imprescindible remitirse a las experiencias profesionales llevada a cabo en países como Reino Unido (*Institute of Linguists*), Canadá, Estados Unidos, Bélgica y Holanda, entre otros.

Retomando el argumento expuesto más arriba con respecto a la interpretación en contexto biosanitario, la traducción en contextos de atención sanitaria tampoco queda restringida al ámbito de la combinación lingüística inglés-español. De nuevo, la combinación lingüística dependerá de la lengua materna (o vehicular) del paciente y de la lengua de los profesionales de la salud que lo atienden.

En la práctica sanitaria esto es evidente; no todos los médicos trabajan exclusivamente con literatura médica en inglés, también los hay que recurren a manuales en francés, en italiano o en alemán, por citar otras lenguas. Que el volumen de traducción – en términos relativos – para el sector editorial sea del 80-90% (inglés-español), 10-15% (francés-español) y 5% restante como máximo (para alemán e italiano) no quiere decir que estas otras combinaciones lingüísticas sean desdeñables. De hecho, suponen un mercado relativamente importante de traducción profesional.

Los límites, por tanto, de esta contribución, tienen que ver con el estudio de un problema añadido a la ya de por sí difícil tarea de traducir textos médicos especializados. Nos referimos, como ya apuntáramos más arriba, a las dificultades que acompañan a la traducción de textos médicos especializados del francés al español, sabiendo que ésta se ve condicionada por la importancia relativa del inglés en la producción textual que se lleva a cabo en las comunidades científicas francófona e hispanohablante.

También abordaremos, en un apartado final, las consecuencias que estas peculiaridades de la combinación lingüística estudiada (francés-español) tienen para la práctica y la enseñanza de la traducción médica en contexto universitario.

3. Algunas comparaciones del lenguaje médico en inglés, francés y español desde una perspectiva lingüística y cultural

Antes de abordar específicamente las dificultades que acompañan a la traducción de textos médicos del francés al español, tomando como referencia un encargo real de traducción, vamos a centrar nuestra atención en señalar algunas diferencias y similitudes existentes entre el lenguaje especializado de la medicina en inglés, francés y español, basándonos, para ello, entre otras fuentes, en el trabajo de traducción-adaptación al español de la obra de Henri Van Hoof (*Précis de traduction médicale*), realizado dentro del grupo de investigación del autor en el año 1998.

3.1. Comparaciones entre inglés, francés y español (médicos) desde un punto de vista lingüístico y cultural

Algunos de los fenómenos lingüísticos y culturales más destacables del análisis comparativo del lenguaje médico en inglés, francés y español llevado a cabo en el citado proyecto de traducción-adaptación al español del *Précis de traduction médicale* de Henri Van Hoof se resumen en los ejemplos que siguen:

1. El inglés puede crear palabras o términos compuestos con mayor facilidad que el francés o el español.

ENGLISH	FRANÇAIS	ESPAÑOL
Purchasing power	Pouvoir d'achat	Poder adquisitivo
Easier-opening cartons	Boîtes d'ouverture plus facile	Envases de fácil apertura (abrefácil)
See-through package	Emballage transparent	Embalaje transparente

2. La sinonimia es más importante en inglés o español que en francés (acciones concretas).

ENGLISH	FRANÇAIS	ESPAÑOL
Look, glance, gaze, stare, glare, frown, scowl	Regard	Mirada, vistazo, ojeada, miramiento, encaro, visura, atisbo
Cry, shout, scream, bawl, shrick, squeak, yell	Cri	Grito, alarido, chillido, frémito, clamor
To hit, blow, strike, knock, bang, slap, punch	Frapper	Golpear, pegar, vapulear, abofetear, cascar, zumbar, atizar

3. El inglés y el español usan muchas palabras en singular para describir u ofrecer un punto de vista sobre las cosas, mientras que el francés prefiere el uso del plural en muchos de estos casos.

ENGLISH	FRANÇAIS	ESPAÑOL
Outlook	Perspectives	Panorama, perspectivas
Information	Renseignements	Información
Waste	Déchets	Residuos, desechos,
Medicare	Soins de santé	Asistencia sanitaria
Water output	Sorties d'eau	Salida de agua
Fecal material	Matières fécales	Materia fecal

4. El inglés tiende a describir usando palabras de la lengua común, mientras que el francés y el español tienden a usar formas eruditas.

ENGLISH	FRANÇAIS	ESPAÑOL
Leap year	Année bissextile	Año bisiesto
Bread crops	Céréales panifiables	Cereales panificables
Empty-headed	Écervelé	Descerebrado
Backbone	Colonne vertébrale	Columna vertebral
Weight loss	Perte pondérale	Pérdida de peso, pérdida ponderal
Salt-free diet	Régime décholuré	Dieta hiposódica, dieta sin sal

5. La percepción cultural de la misma cosa es distinta en inglés, francés o español.

ENGLISH	FRANÇAIS	ESPAÑOL
Indian ink	Encre de Chine	Tinta china
In a white rage	Dans une colère bleue	Rojo de rabia
Industrial medecine	Médecine du travail	Medicina del trabajo
Partial colour blindness	Fausse perception des couleurs	Confusión de colores

3.2. Comparaciones entre inglés, francés y español (médicos) desde un punto de vista terminológico y traductológico

La comparación desde un punto de vista terminológico arroja resultados muy diversos según los casos. Veamos algunos ejemplos:

1. Ocasiones en las que un término inglés es adoptado en francés pero es rechazado (en su versión inglesa) por la comunidad científica hispanohablante.

ENGLISH	FRANÇAIS	ESPAÑOL
ACTH	ACTH	Corticotropina
ADM	ADM	Doxorrubicina
ADR	ADR	Doxorrubicina

2. Ocasiones en las que tenemos un término inglés adoptado por la comunidad hispanoblante en esta lengua pero éste no existe en francés o ha sido rechazado (en su versión inglesa) por la comunidad francófona.

ENGLISH	ESPAÑOL	FRANÇAIS
Balloon (v.)	Balonizar	Dilater une cavité du corps à l'aide de poches d'air ou de poches d'eau
Banding	Bandeo, Banding	Technique de coloration des chromosomes
Software	Software	Logiciel

3. Ocasiones en las que un término francés es adoptado tanto en inglés como en español en su versión original francesa (o con leves modificaciones ortográficas).

FRANÇAIS	ENGLISH	ESPAÑOL
Bête rouge des Antilles,	Bête rouge	Bête rouge
Bidet	Bidet	Bidé, bidet
Bistouri	Bistoury	Bisturí

4. Ocasiones en las que contamos con términos en inglés y en español (equivalentes entre sí), pero no en francés (que recurre entonces a la paráfrasis para describir esa realidad).

ENGLISH	ESPAÑOL	FRANÇAIS
Bacterinia	Bacterinia	État maladif consécutif à una vaccination
Bacterio-opsonin	Bacterioopsonina,	Opsonine agissant sur les bactéries
Body rocking	Balanceo	Mouvements rythmés de balancement, rythmie de balancement
Barotitis	Barotitis, barootitis	Otite barotraumatique
Galactischia	Galactisquia	Suppression de la sécrétion lactée
Galactocrasia	Galactocrasia	Anomalie dans la composition du lait
Galactophlysis	Galactóflisis	Éruption vésiculaire renfermant un fluide laiteux
Galactoschesis	Galactosquesis	Suppression de la sécrétion lactée
Galactotoxism	Galactotoxismo, galactoxismo	Empoisonnement par le lait

Galvanocontractility	Galvanocontractilidad	Propriété de se contracter sous l'action du courant galvanique
Radiable (adj.)	Radiable	Qui peut être examiné à l'aide des rayons X
Radectomy, radiectomy	Radectomía, radiectomía	Excision de la racine d'une dent
Zooesteroid	Zooesteroide	Stéroïde d'origine animal

5. Ocasiones en las que tenemos un término inglés adoptado por la comunidad hispanoblante en esta lengua pero éste no existe en francés o ha sido rechazado (en su versión inglesa) por la comunidad francófona.

ENGLISH	ESPAÑOL	FRANÇAIS
Balloon (v.)	Balonizar	Dilater une cavité du corps à l'aide de poches d'air ou de poches d'eau
Banding	Bandeo, Banding	Technique de coloration des chromosomes
Software	Software	Logiciel

6. Términos que usan las mismas raíces para su construcción en inglés y en español, pero no en francés

ENGLISH	ESPAÑOL	FRANÇAIS
Radiability	Radiabilidad	Pénétrabilité

7. Términos que se usan en inglés en las tres comunidades científicas estudiadas (anglófona, francófona e hispanohablante)

ENGLISH	ESPAÑOL	FRANÇAIS
GABA (Gamma Ammino-Butiric Acid)	GABA. Def. Neurotransmisor inhibitorio del sistema nervioso central de los vertebrados	GABA.

8. Diferencias en la percepción del cuerpo (y en la descripción de enfermedades) en las tres comunidades científicas estudiadas

ENGLISH	FRANÇAIS	ESPAÑOL
Cerebrovascular Accident (CVA)	Accident vasculaire cérébral (AVC)	Accidente cerebrovascular (ACV)
Cardiomyopathy	Miocardiopatía	Cardiomyopathie
Griffin claw	Main en griffe	Gafedad
Knock-knee	Genou cagneux	Zambo,-ba

9. Ocasiones en las que contamos con múltiples términos en inglés y en francés para un único término equivalente en español

ESPAÑOL	FRANÇAIS	ENGLISH
Zumbido	Bourdonnement	Hum
	Grésillement	Bourdonnement
	Sifflement	Tinnitus
	Tintement	
	Tinnitus	

10. Ocasiones en las que las 3 comunidades científicas estudiadas no se ponen de acuerdo a la hora de nombrar una patología o enfermedad

ENGLISH	FRANÇAIS	ESPAÑOL
Adam-Stokes syndrome	Syndrome de Stokes-Adams	Síndrome de Adams-Stokes; síndrome de Stokes; enfermedad de Adam-Stokes.
Jakob-Creutzeldt disease	Maladie de Creutzeldt-Jakob	Enfermedad de Jakob-Creutzeldt; enfermedad de Creutzeldt-Jakob.
Erb-Charcot disease	Maladie de Charcot-Erb	Enfermedad de Erb-Charcot

| Mendel-Bechterew reflex | Réflèxe de Bechterew-Mendel | Reflejo de Bechterev-Mendel; reflejo de Mendel-Bechterev |

4. La terminología médica en español-francés: algunos casos prácticos extraídos del proyecto LAROUSSE[4]

A continuación presentamos de forma más extensa algunos casos prácticos de terminología español-francés en los que se aprecia la falta de equivalencia en francés de término a término. De nuevo, como ya viéramos en algunos ejemplos del apartado anterior, el francés recurre a la fraseología o a la paráfrasis para explicar en francés lo que en español se expresa con un solo término.

EJEMPLOS

bacterinia f. [*état maladif consécutif à una vaccination*] Situación desfavorable que ocurre en ocasiones tras la inoculación de vacunas bacterianas.

bacterioopsonina, bacteriopsonina f. [*opsonine agissant sur les bactéries*] Opsonina que se une a las bacterias y facilita su destrucción por las células fagocíticas.

balanceo m. [mouvements rythmés de balancement, rythmie de balancement]

balonizar v. [dilater une cavité du corps à l'aide de poches d'air ou de poches d'eau]

dactiledema m. [oedème des doigts]

bandeo m., **banding** m. ing. [technique de coloration des chromosomes]

barotitis, barootitis f. [**otite barotraumatique**] Trastorno ótico causado por los cambios en la presión atmosférica.

---

[4] Proyecto de elaboración de un diccionario bilingüe de Medicina (francés-español/español-francés) dentro del Grupo Interuniversitario de Investigación en Traducción, Comunicación y Lingüística Aplicada (HUM 767).

basoeritrocitosis f. [basoérythrocytose, dégénérescence granuleuse basophile] Aumento anormal de la cifra de basoeritrocitos. Sin. BASOFILIA 3.

bête rouge f. *fr.* [**bête rouge des Antilles, Leptus batatus**] Ácaro de Martinica y Honduras que produce madrigueras en la piel.

bidé, bidet m. [**bidet**] Recipiente ovalado de porcelana propio para inyecciones y lavados vaginales, vulvares, anales o rectales.

bisturí m. [**bistouri, couteau**] Instrumento quirúrgico cortante provisto de una hoja larga y delgada y de una punta de sondeo, utilizado para abrir abscesos, hender fístulas, etc. V. ESCALPELO.

biociclo m. [**biocycle, cycle biologique**] Repetición cíclica de fenómenos en los organismos vivos.

gafedad f. [**main en griffe**] Cualidad de la mano en garra.

galactisquia f. [suppression de la sécrétion lactée]

galactocrasia f. [anomalie dans la composition du lait]

galactóflisis f. [éruption vésiculaire renfermant un fluide laiteux]

galactosquesis f. [suppression de la sécrétion lactée]

galactotoxismo, galactoxismo m. [*empoisonnement par le lait*]

galvanocontractilidad f. [propriété de se contracter sous l'action du courant galvanique]

radectomía, radiectomía f. [**excision de la racine d'une dent**] Escisión total o parcial de la raíz de un diente. Sin. RADISECTOMÍA.

radiable adj. [qui peut être examiné à l'aide des rayons X]

radiculomeningomielitis f. [**polyradiculonévrite curable**] Inflamación de las raíces nerviosas, de las meninges y de la médula espinal. Sin. RIZOMENINGOMIELITIS.

zambo,-ba m., f. y adj. [**genou cagneux**] Que tiene las piernas o los pies torcidos. Sin. PATIZAMBO. V. GENU VALGUM.

zarantán m. [**squirrhe du sein**] Dureza o endurecimiento de la mama.

zooesteroide m. [stéroïde d'origine animal] Esteroide de origen animal.

zumbido m. [bourdonnement, grésillement, sifflement, tintement, *lat.* tinnitus]

5. Aplicaciones a la enseñanza de la traducción de textos médicos especializados de francés a español: análisis de un caso práctico

En nuestra percepción de la enseñanza de la traducción especializada, de francés a español, al margen del ámbito de especialización objeto de estudio, el autor de este capítulo siempre recurre al uso de material auténtico procedente de publicaciones traducidas y/o de encargos reales de traducción.

En el caso que nos ocupa, vamos a abordar el estudio, desde un punto de vista didáctico, de la traducción al español de un artículo de la EMQ (Enciclopedia Médico-Quirúrgica) de la Editorial Elsevier de París. Este artículo, en su versión original, lleva por título el siguiente: "Syndromes coronariens aigus sans susdécalage du segment ST en médecine d'urgence".

Se trata, en este caso, de abordar desde un punto de vista didáctico cuáles son las dificultades más significativas que presenta este encargo y, acto seguido, formular cuáles son las posibles estrategias de traducción que nos facilitarán la obtención de una versión en español de calidad aceptable para la comunidad científica receptora.

A este respecto, vamos a clasificar las dificultades por importancia relativa en el encargo objeto de análisis.

5.1. Algunas dificultades de traducción de textos médicos del francés al español: la presencia de préstamos del inglés y del francés en español

Los préstamos del inglés y del francés en los textos médicos en español constituyen una moneda de uso corriente, como podemos apreciar en los ejemplos siguientes:

PRÉSTAMOS   VARIANTES EN ESPAÑOL

PRÉSTAMOS DEL INGLÉS MÉDICO	
Feedback	Feedback, retroalimentación
Interface	Interface, interfaz
Outgroup	Outgroup
Shunt	Shunt, comunicación
By pass	Derivación
PRÉSTAMOS DEL FRANCÉS MÉDICO	
Compliance	Compliance
Décortication	Descorticación
Filance	Filancia
Volet costal	Volet costal

5.2. El uso de términos délficos y crípticos en francés y en español

Tanto el francés como el español médicos hacen un uso extensivo de palabras de la lengua común que son usados como términos en contexto sanitario (términos délficos). Más conocida es, lógicamente, la utilización de términos específicos del ámbito biosanitario (términos crípticos) que, por lo general, no son usados en textos divulgativos y que, por tanto, sólo aparecen en contexto especializado (comunicación especialista-especialista).

Veamos algunos ejemplos:

Términos délficos en francés y en español

Términos délficos en francés	Términos délficos en español
À l'admission	En el momento de la hospitalización
Compression de voisinage	Compresión extrínseca
Cotation	Clasificación, puntuación
Dépister	Detectar
Déterger (plaies)	Limpiar (heridas)
Encastrer	Encajar
Encombrement	Congestión, obstrucción, acumulación
Estomper	Difuminar
Lame de canif	Navaja de muelle
Orteils en "coup de vent"	Dedos lateralizados

Términos crípticos en francés y en español

Términos crípticos en francés	Términos crípticos en español
Apraxie idéomotrice	Apraxia ideomotora
Bande de rappel	Resorte de retroceso
Bilharzie	Bilharzia
Cardiomyopathie	Miocardiopatía
Carré des lombes	Cuadrado lumbar
Culs de sac	Fondos de saco
Crurojambière	Inguinopédica
Cruropédieux	Inguinopédico
Drains	Cánulas de drenaje
Extinction tactile discrète	Extinción de la sensibilidad táctil discriminativa
Hemi-inattention	Desatención parcial
Ischiojambier	Isquiotibial
Morbidité	Morbilidad

Pollakiurie	Polaquiuria
Sibilants	Sibilancias

(E. Ortega, 1998: 227)

5.3. La estructura del texto original en francés

En el encargo que hemos tomado como referencia descubrimos que hay una estructura fija, característica del artículo especializado de Medicina, que comprende los siguientes apartados:

TÍTULO

Syndromes coronariens aigus sans sus-décalage du segment ST en médecine d'urgence	

AUTORES

E. Bonnefoy	
I. Sanchez	

RESUMEN

PALABRAS CLAVE

Mots clés : Syndrome coronarien aigu, Infarctus du myocarde, Troponine, Douleur thoracique, Anti-GP-IIbIIIa, Stratification du risque, Angioplastie coronaire	

ESTRUCTURA

Introduction	
Éléments de physiopathologie	

Éléments du diagnostic et de la stratification du risque	
Traitements des SCA^{ssdST}	
Conclusion	
Points essentiels	

Como podemos apreciar, la estructura comprende elementos fijos (título, autores, resumen, palabras clave e introducción) y otros elementos que pueden variar según el enfoque del artículo o la temática tratada.

En este caso, esos otros elementos de la estructura comprenden los siguientes apartados:

Bases fisiopatológicas

Diagnóstico

Tratamientos

Conclusiones

Puntos esenciales

6. ¿Cómo actuar en el aula con este encargo? Algunas propuestas didácticas

Proponemos, a continuación, un protocolo de actuación, que comprende una serie de etapas sucesivas de explotación didáctica. Son las siguientes:

6.1. Lectura comprensiva del texto original

En esta etapa se trata de realizar, en primer lugar, una lectura atenta (selectiva) del TO que comprenda, como elemento definitorio la extracción de unidades terminológicas relevantes de este TO.

En el encargo tomado como referencia, partimos de la lectura atenta y del análisis comprensivo del título, del resumen y de las palabras clave:

> Syndromes coronariens aigus sans sus-décalage du segment ST en médecine d'urgence
>
> E. Bonnefoy et I. Sanchez
>
> **Résumé :** Les syndromes coronariens aigus sans sus-décalage du segment ST sont une cause fréquente de consultation dans les services d'accueil d'urgence et d'hospitalisation en soins intensifs ou en réanimation. Ils sont le plus souvent en rapport avec la rupture d'une plaque d'athérome dans une artère coronaire et le développement d'un thrombus à ce niveau. L'obstruction de l'artère est habituellement incomplète. Ce cadre physiopathologique assez large explique la grande variabilité du pronostic de ces patients et conditionne leur traitement. Le mode de révélation le plus courant est une douleur thoracique qui a régressé au moment de la prise en charge. L'électrocardiogramme montre rarement des signes spécifiques. Cette relative bénignité dans la présentation ne doit pas égarer. C'est en effet à travers le recueil rigoureux de signes cliniques et électrocardiographiques particuliers et le dosage éventuellement répété des troponines que pourra être établi un niveau de risque (de décès et d'infarctus grave) pour un patient donné. Cette stratification du risque va orienter la prise en charge. Le traitement repose pour tous les patients sur l'aspirine, une héparine de bas poids moléculaire, un bêtabloquant et une statine. Pour les patients à plus haut risque, plus particulièrement les diabétiques et ceux avec une troponine détectable, le traitement associe un anti-GP-IIbIIIa et une stratégie invasive qui comporte une coronarographie effectuée rapidement. La prévention secondaire des complications de la maladie coronaire débute dès la phase initiale de la prise en charge.
>
> **Mots clés :** Syndrome coronarien aigu, Infarctus du myocarde, Troponine, Douleur thoracique, Anti-GP-IIbIIIa, Stratification du risque, Angioplastie coronaire

De este análisis comprensivo inicial se extrae, como comprobaremos más adelante, buena parte de la información relevante que nos va a servir como soporte para la realización de la traducción en el aula.

6.2. Búsqueda de equivalentes terminológicos en español de las palabras-clave del texto original

A este respecto, a la par que buscamos los equivalentes terminológicos de todos los títulos de los apartados y sub apartados y la relación de palabras clave, proponemos traducir, en primer lugar, el resumen inicial, la introducción, las conclusiones y las ideas clave.

De esta forma se garantiza la coherencia en la toma de decisiones y se facilita la construcción de la argumentación en la lengua meta. También se adquiere una comprensión global del contenido del texto, lo que facilitará, sin lugar a dudas, la redacción de la propuesta de traducción y la calidad final del texto.

El resultado de la explotación didáctica (búsqueda de equivalentes terminológicos y fraseológicos en español) es el siguiente:

Syndromes coronariens aigus sans sus-décalage du segment ST en médecine d'urgence	Síndrome coronario agudo sin elevación del segmento ST en medicina de urgencia
E. Bonnefoy	E. Bonnefoy
I. Sanchez	I. Sanchez
Mots clés : Syndrome coronarien aigu, Infarctus du myocarde, Troponine, Douleur thoracique, Anti-GP-IIbIIIa, Stratification du risque, Angioplastie coronaire	**Palabras clave:** Síndrome coronario agudo; Infarto de miocardio; Troponina; Dolor torácico; Anti-GP-IIbIIIa; Estratificación del riesgo; Angioplastia coronaria
Introduction	Introducción
Éléments de physiopathologie	Bases fisiopatológicas
Éléments du diagnostic et de la stratification du risque	Bases para el diagnóstico y la estratificación del riesgo
Éléments cliniques	Datos clínicos
Douleur thoracique	Dolor torácico
Signes d'examen	Signos exploratorios

Terrain	Situación y estado del paciente
Électrocardiogramme	Electrocardiograma
Marqueurs biologiques de lésion myocardique	Marcadores analíticos de lesión miocárdica
Lésion myocardique	Lesión miocárdica
Troponines et SCA	Troponinas y SCA
Autres marqueurs de lésion myocardique	Otros marcadores de lesión miocárdica
Inflammation et autres marqueurs biologiques	Inflamación y otros marcadores analíticos
Tests de provocation de l'ischémie	Pruebas de provocación de la isquemia
Scores	Clasificaciones
Traitements des SCA^{ssdST}	Tratamientos para el SCA sin elevación del segmento ST
Antiagrégants plaquettaires	Antiagregantes plaquetarios
Aspirine	Ácido acetilsalicílico
Thiénopyridines	Tienopiridinas
Anti-GP-IIbIIIa	Anti-GP-IIbIIIa
Anticoagulants	Anticoagulantes
Cardiologie interventionnelle	Cardiología intervencionista
Médicaments anti-ischémiques	Fármacos antiisquémicos
Fibrinolytiques	Fibrinolíticos
Statines	Estatinas
Conclusion	Conclusión
Points essentiels	Ideas clave

6.3. La redacción del texto meta en español

Recogemos, a continuación, una muestra del resultado final de la traducción, una vez revisada en el aula:

36-725-F-12	36-725-F-12
Elsevier SAS	Elsevier SAS
Syndromes coronariens aigus sans sus-décalage du segment ST en médecine d'urgence	Síndrome coronario agudo sin elevación del segmento ST en medicina de urgencia
E. Bonnefoy	E. Bonnefoy
I. Sanchez	I. Sanchez
Les syndromes coronariens aigus sans sus-décalage du segment ST sont une cause fréquente de consultation dans les services d'accueil d'urgence et d'hospitalisation en soins intensifs ou en réanimation. Ils sont le plus souvent en rapport avec la rupture d'une plaque d'athérome dans une artère coronaire et le développement d'un thrombus à ce niveau. L'obstruction de l'artère est habituellement incomplète. Ce cadre physiopathologique assez large explique la grande variabilité du pronostic de ces patients et conditionne leur traitement. Le mode de révélation le plus courant est une douleur thoracique qui a régressé au moment de la prise en charge. L'électrocardiogramme montre rarement des signes spécifiques. Cette relative bénignité dans la présentation ne doit pas égarer. C'est en effet à travers le recueil rigoureux de signes cliniques et électrocardiographiques particuliers et le dosage éventuellement	El síndrome coronario agudo sin elevación del segmento ST constituye una causa frecuente de consulta en los servicios de urgencia y de hospitalización en las unidades de cuidados intensivos o de reanimación. En la mayoría de los casos están relacionados con la ruptura de una placa de ateroma en una arteria coronaria y con el desarrollo de un trombo. La obstrucción de la arteria es habitualmente incompleta. Este cuadro fisiopatológico tan amplio explica la gran variabilidad de pronóstico de estos pacientes y condiciona su tratamiento. La forma de presentación más habitual es un dolor torácico que ha remitido en el momento del inicio del tratamiento. El electrocardiograma muestra raramente signos específicos. Esta benignidad relativa en la presentación no debe confundir. En efecto, para establecer un nivel de riesgo (de fallecimiento y de infarto grave) en un paciente determinado, habrá que

répété des troponines que pourra être établi un niveau de risque (de décès et d'infarctus grave) pour un patient donné. Cette stratification du risque va orienter la prise en charge. Le traitement repose pour tous les patients sur l'aspirine, une héparine de bas poids moléculaire, un bêtabloquant et une statine. Pour les patients à plus haut risque, plus particulièrement les diabétiques et ceux avec une troponine détectable, le traitement associe un anti-GP-IIbIIIa et une stratégie invasive qui comporte une coronarographie effectuée rapidement. La prévention secondaire des complications de la maladie coronaire débute dès la phase initiale de la prise en charge.	proceder a la recopilación exhaustiva de signos clínicos y electrocardiográficos específicos y a la dosificación, probablemente repetida en varias ocasiones, de las troponinas. Esta estratificación del riesgo va a orientar el tratamiento. El tratamiento se basa, para todos los pacientes, en el ácido acetilsalicílico, una heparina de bajo peso molecular, un betabloqueante y una estatina. Para los pacientes de más alto riesgo, de forma más específica los diabéticos y los que presentan una troponina positiva, el tratamiento asocia un anti-GP-IIbIIIa y un procedimiento invasivo que conlleva la realización de una coronarografía con rapidez. La prevención secundaria de las complicaciones de la enfermedad se inicia desde la fase inicial del tratamiento.
Mots clés : Syndrome coronarien aigu, Infarctus du myocarde, Troponine, Douleur thoracique, Anti-GP-IIbIIIa, Stratification du risque, Angioplastie coronaire	**Palabras clave:** Síndrome coronario agudo; Infarto de miocardio; Troponina; Dolor torácico; Anti-GP-IIbIIIa; Estratificación del riesgo; Angioplastia coronaria

7. Metodología utilizada en el aula para la enseñanza de la traducción médica

En diversas publicaciones hemos formulado esta propuesta que recogemos aquí. Se trata de ir secuenciando la enseñanza por niveles de simulación y, a este respecto, distinguimos cuatro niveles.

Nivel 1 de simulación. Comparación de TO y TM para analizar posibles errores de traducción y/o para valorar las estrategias y/o técnicas de traducción utilizadas por el traductor profesional en su realización.

Nivel 2 de simulación. Encargo de traducción para corregir en clase. Encargo procedente del mundo profesional que se prepara (individualmente o en grupo) como tarea, siguiendo un protocolo de traducción expuesto por el profesor, y se corrige en clase. En ocasiones, también se comparan los resultados de traducción propuestos por los alumnos con traducciones ya publicadas del mismo texto.

Nivel 3 de simulación. Encargo de traducción para entregar al profesor. Encargo procedente del mundo profesional que se prepara individualmente como tarea, siguiendo un protocolo de traducción expuesto por el profesor, y se entrega al profesor. Este lo corrige y entrega un informe individualizado de la revisión del encargo a cada alumno.

Nivel 4 de simulación. Encargo profesional de traducción para clientes externos. En este caso, el alumno se ve expuesto a una situación real de traducción, en la que el profesor hace de revisor del encargo y el cliente facilita toda la información que normalmente envía a los traductores profesionales.

8. A modo de conclusión

Aunque el encargo propuesto aquí como ilustración constituye tan sólo una pequeña muestra, entendemos que sirve para ilustrar cuáles son algunos de los escollos más relevantes de la traducción médica de francés a español, entendida desde un punto de vista académico (didáctico) y profesional.

Como toda propuesta metodológica de intervención en el aula está se ve condicionada por:

1. El contexto formativo de referencia: programa, tipo de estudios, tipo de alumnos, etc.
2. Los objetivos que se plantean como referente del programa de formación: nivel de exigencia, sistemas de evaluación (en este caso, continua).
3. El papel que desempeña la materia objeto de estudio dentro del programa completo de formación: en este caso, introducción a la traducción científico-técnica en programas de grado.

Hemos podido apreciar la caracterización de dificultades de la traducción de textos médicos especializados de francés a español no difiere sustancialmente de lo que ocurre en otras combinaciones lingüísticas como, por ejemplo, inglés-español. No obstante, la presencia del inglés como *lingua franca* de la comunicación médica a escala internacional supone una dificultad añadida a la ya de por sí difícil tarea de traducir textos especializados producidos por expertos en la materia (francófonos, en este caso) y dirigidos a otros expertos del mismo ámbito (hispanohablantes).

9. Bibliografía

Astorga Zambrana, Esther (2010): *Sobre la traducción de textos médicos especializados (francés-español). Aspectos terminológicos, lingüísticos y traductológicos*. Málaga: Universidad de Málaga (tesis doctoral).

Contreras Blanco, Fernando (2011): *Sobre la adquisición de metodologías de trabajo profesional y capacitación terminológica en el aula de traducción científico-técnica (francés-español). Propuesta de elaboración de un diccionario de clase de apoyo a la enseñanza aprendizaje de la traducción*. Madrid: Universidad Autónoma de Madrid (tesis doctoral).

Echeverría Pereda, Elena / Ortega Arjonilla, Emilio / Martínez López, Ana Belén (1997): "El tratamiento de fotografías e ilustraciones en la traducción del francés al español de textos médicos de Traumatología: Análisis de la traducción al español de 'Les agrafes à mémoire de forme spécifique pour raccourcissement du gros orteil'". En: Félix Fernández, Leandro / Ortega Arjonilla, Emilio (editores): *Estudios sobre traducción e interpretación. Actas de las I Jornadas Internacionales de Traducción e Interpretación.* Málaga: Servicio de Publicaciones de la Diputación Provincial de Málaga.

Eurrutia Cavero, Mercedes (1998): "La formación de palabras en francés médico y su incidencia en el proceso de traducción de textos médicos del francés al español". En: Félix Fernández, Leandro / Ortega Arjonilla, Emilio (eds.) (1998): *Traducción e interpretación en el ámbito biosanitario.* Granada: Editorial Comares, colección interlingua nº 5. 405-422.

Félix Fernández, Leandro / Ortega Arjonilla, Emilio (eds.) (1998): *Traducción e interpretación en el ámbito biosanitario.* Granada: Editorial Comares, colección interlingua nº 5.

Félix Fernández, Leandro / Alarcón Navío, Esperanza (1998): "La terminología especializada y el léxico común en el marco de la traducción de textos médicos de divulgación". En: Félix Fernández, Leandro / Ortega Arjonilla, Emilio (eds.) (1998): *Traducción e interpretación en el ámbito biosanitario.* Granada: Editorial Comares, colección interlingua nº 5. 169-186.

Ghazi, J. (1985): *Vocabulaire du discours médical.* Structure, fonctionnement, apprentissage. Paris: Didier Érudition.

Gietz, R. (1991): *Terminología científico-técnica y traducción automática: el punto de vista del traductor.* Buenos Aires: SIIT.

López Piñero, José María / Terrada Ferrandis, María Luz (1990): *Introducción a la terminología médica.* Barcelona: Salvat Editores.

Martín Camacho, J. C. (2004): *El vocabulario del discurso tecnocientífico.* Madrid: Arco Libros.

Martinez López, Ana Belén (2008): *La traducción editorial de manuales especializados dentro del ámbito biosanitario. Aplicaciones a la enseñanza y a la práctica profesional de la traducción médica del inglés al español*. Tesis doctoral. Granada: Universidad de Granada.

Martínez López, Ana Belén (2010*): La traducción de textos médicos especializados para el ámbito editorial (inglés-español)*. Granada: Editorial Comares (colección interlingua).

Martínez López, Ana Belén (2011): Traducción y terminología en el ámbito biosanitario (inglés-español). Frankfurt am Main: Peter Lang.

Navarro, Fernando (1997): *Traducción y lenguaje en medicina*. Barcelona: Fundación Dr. A. Esteve.

Ortega Arjonilla, Emilio (1996): "Diseño curricular de la traducción científico-técnica (francés-español) dentro de los estudios de la licenciatura en Traducción e Interpretación". En: Lozano, Wenceslao Carlos / Vázquez Marruecos, José Luis (eds.): *Actas de las I Jornadas sobre Diseño Curricular del Traductor e Intérprete de la Universidad de Granada*. Universidad de Granada. 59-68.

Ortega Arjonilla, Emilio (1998): "La formación del traductor científico-técnico en general y del biosanitario en particular dentro de la combinación lingüística francés-español: experiencia docente en la Universidad de Málaga". En: Félix Fernández, Leandro / Ortega Arjonilla, Emilio (eds.) (1998): *Traducción e interpretación en el ámbito biosanitario*. Granada: Editorial Comares, colección interlingua nº 5. 89-101.

Ortega Arjonilla, Emilio / Echeverría Pereda, Elena / Martínez López, Ana Belén (1998): "Problemática de la traducción de textos médicos especializados del francés al español". En: Félix Fernández, Leandro / Ortega Arjonilla, Emilio (eds.) (1998): *Traducción e interpretación en el ámbito biosanitario*. Granada: Editorial Comares, colección interlingua nº 5. 225-232.

Ortega Arjonilla, Emilio (2002): "Terminología y traducción en el ámbito biosanitario". En: Chabás, José et alii (eds.): *Translating Science. Proceedings 2nd International Conference on Specialized Translation*. Barcelona: Universitat Pompeu Fabra. 75-96.

Ortega Arjonilla, Emilio (2003): "Aspectos metodológicos de la traducción científica y técnica. Aplicaciones al ámbito francés-español". En: García Peinado, Miguel Ángel / Ortega Arjonilla, Emilio (dirs.): *Panorama actual de la investigación en traducción e interpretación (vol. 2)*. Granada: Editorial Atrio, colección Traducción en el atrio n° 1. 199-234.

Ortega Arjonilla, Emilio / Martínez López, Ana Belén (2007): "La terminología médica en clave traductológica: convencionalismo, normalización, redundancia y reproductibilidad". En: *SENDEBAR, Revista de la Facultad de Traducción e Interpretación de la Universidad de Granada* n° 18, 263-288

Rouleau, Maurice (1994): *La Traduction médicale. Une approche méthodique*. Montréal: Linguatech.

Van Hoof, Henri (1986): *Précis de traduction médicale* (anglais-français). Paris: Maloine.

Van Hoof, Henri (1998): "Portrait de la traduction médicale. Ses difficultés, ses exigences, son enseignement". En: Félix Fernández, Leandro / Ortega Arjonilla, Emilio (eds.) (1998): *Traducción e interpretación en el ámbito biosanitario*. Granada: Editorial Comares, colección interlingua n° 5. 3-26.

Van Hoof, Henri (1999): *Manual de traducción médica. Diccionario básico de Medicina (inglés-francés-español)*. Granada: Editorial Comares, colección interlingua n° 10. Traducción y adaptación al español de Emilio Ortega, Elena Echeverría, Ana B. Martínez López y J. Félix Martínez López. Granada (1ª ed.).

Zinglé, Henri (1998): "Elaboration de bases de données terminologiques dans le domaine médical: aspects méthodologiques et pratiques". En: Félix Fernández, Leandro / Ortega Arjonilla, Emilio (eds.) (1998): *Traducción e interpretación en el ámbito biosanitario*. Granada: Editorial Comares, colección interlingua n° 5. 463-476.

About the practice of translating specialized medical texts from English into Spanish

ANA BELÉN MARTÍNEZ LÓPEZ, Universidad de Córdoba

The problems translators have to face when translating specialized medical texts are manifold but can be summarized as follows:

1. The importance of terminological normalization in certain areas (anatomy, microbiology, botany, etc.).

2. The existence of conventions for the treatment of weights, measures and units (official systems of measurements) as well as for the presentation of original texts (Vancouver style, amongst others) and the respect of a series of protocols for the design as well as the text production which are the visible part of the research work carried out. Here we can also include punctuation, for example, the use of commas or full stops with figures and decimal numbers which varies in both languages.

3. Another important question is the treatment of neologisms and, in the same way, we can distinguish two main categories: the first one, abbreviations and acronyms (which cannot always be easily classified) and the second one, eponyms. We have to be very careful when translating abbreviations and acronyms because in English they are widely used, while in Spanish they are less common (now they are more frequent due to the influence of the English language). When selecting the right equivalence, we also have to take into account the so-called "frequency of use" which forces us to keep the abbreviation in English. For example, it is more frequent to use the English term "DNA" instead of *ADN* which would be the Spanish initials.

4. As far as translation from English into Spanish is concerned, we have to take into account that the English language is regarded as the *lingua franca* of international medical communication. It is also worth noting the tendency of the Spanish language to adopt, without reservations, many of the terms in

their original language. For instance, English terms like "bypass", "stent" or "shock" can be easily translated as *choque*. Another example is "clamp", which has also given the verb "to clamp" that has been translated as *clampar*.

5. The existence of false friends which can lead to very important mistakes. The following are some examples:

ENGLISH	Wrong term in Spanish	Right term in Spanish
Anthrax	Ántrax	Carbunco
Aspirin	Aspirina	Ácido acetilsalicílico
Billion	Billón	Mil millones
Carbuncle	Carbunco	Ántrax
Condition	Condición	Trastorno, alteración, enfermedad
Constipation	Constipado	Estreñimiento
Contraceptive	Contraceptivo	Anticonceptivo
Disorder	Desorden	Trastorno, alteración, enfermedad
Gripe	Gripe	Cólico, retortijón
Infancy	Infancia	Período de lactancia, primer año de vida
Infant	Infante	Lactante, recién nacido, niño menor de 12 meses
Lobar	Lobar	Lobular
Lobe	Lobo	Lóbulo
Lobular	Lobular	Lobulillar
Lobule	Lóbulo	Lobulillo
Pathologist	Patólogo	Anatomopatólogo
Pathology	Patología	Anatomía Patológica
Valve	Valva	Válvula
Valvule	Válvula	Valve

Nevertheless, a thorough study will take a long time. That is the reason why we are going to limit our study to one of the most relevant characteristics of the medical language in general and to a very important part of it: medical terminology, taking into account the classical forms which enable the formation of thousands of terms from hundreds of medical roots, prefixes and suffixes coming from Latin and Greek.

This study deals with these forms, with how they work in English and in Spanish, and with the difficulties they may involve when translating them. We would like to explain the problems that a translator has to face when translating medical texts and how he or she will be able to sort them out easily if he/she has a good knowledge of these polyhedral and multiuse forms which can be combined *ad infinitum* in this complex world of medical disciplines.

When translating specialized texts, we should have a good knowledge, or at least a basic knowledge, of the subject the texts we are translating belong to so that we can understand this kind of texts and translate them in an accurate way. That is why we should know the terminology and how it works.

In medicine, most of the words are derived from Greek and Latin (60-70 % of specialized terms), even more in some medical specialties, so if you know those prefixes, suffixes and roots in Greek and Latin, you can deduce the meaning of many words just by looking at these grammatical constructions. More than five hundred roots, prefixes and suffixes constitute the basis of fundamental medical terminology. Nowadays, new medical terms are still created using these etymological forms.

As Vicent Montalt and María González write in their book *Medical Translation Step by Step: Learning by Drafting*: "Greek and Latin are not dead languages... this is especially true in medical terminology." They also say: "And the use of Greek and Latin etymological forms still is and will continue to be one of the principal ways in which we can create, store and communicate new knowledge."

This is the reason why one of the first things a student of medical translation has to do is to learn those prefixes, suffixes and roots in Latin and Greek and their meaning in order to understand how medical terminology works. It is a good starting point and it helps students deduce the meaning, understand the source text and find the right equivalences in the target language.

Thus, if the student learns these classical forms, he/she will be able to understand these terms and will also be able to reproduce them in the target language.

According to López Piñero and Terrada Ferrandis, the structure of the terms derived from Greek and Latin follow some construction rules which are relatively easy, so the translator should know these rules since we have already mentioned that these terms constitute the vast majority in medical language. These rules are the following:

1. The kind of disease or pathological state is indicated by adding a suffix to the root corresponding to the anatomical part:

   - Nephritis (*nefritis*)
   - Nephroma (*nefroma*)

2. Sometimes there is an ellipsis, eliminating a basic element which is already understood:

   - Leukocytosis (*leucocitosis*) instead of hyperleukocytosis (*hiperleucocitosis*)
   - Leukopenia (*leucopenia*) instead of leukocytopenia (*leucocitopenia*).

This is more frequent in English than in Spanish.

3. Pathological material is indicated by one or several roots which precede the involved anatomical part:

   - Pneumothorax (*neumotórax*)
   - Hydrothorax (*hidrotórax*)

4. In case of synonym roots, one Greek and one Latin, related to anatomical parts, the Latin one is used for adjectives and the Greek one is used for the remaining terms:

   - Pulmonary tuberculosis (*tuberculosis pulmonary*)
   - Pneumomycosis (*neumomicosis*)
   - Renal function (*función renal*)
   - Nephritis (*nefritis*)

- Ocular anatomy (*anatomía ocular*)
- Ophthalmoscope (*oftalmoscopio*)

In English, however, as we will see later on, it is quite common to use the English noun as an adjective. Instead of saying "hepatic function", "liver function" is preferred.

The problem starts when the student realizes that in English most specialized words have their popular counterparts. What we have to take into account when translating from English into Spanish is that in English they use the popular word most of the times whereas in Spanish specialized words are always used. If we translate the popular term in English into a popular term in Spanish we are lowering the register of our text, which can only be done in the case of heterofunctional translations in which the addressee changes. For example, if the addressee of the translation is a patient and not a specialist.

Let us analyze some of the difficulties we have to face when translating popular terms in English in texts addressed to a specialized public into Spanish.

Here we have some examples of terms which have been created with suffixes and prefixes in Latin and Greek. We will explain how we can translate them in specialized texts. The first column shows the main term, that is, the meaning of the Greek or Latin word. The second column shows the prefix, suffix or root in English and in Spanish. And the third column shows an example of word formation in English and in Spanish.

Example 1

Cell (*célula*) (Gr. kytos)	Cyt-, -cyto (*cit-, -cito*)	Leukocyte (*leucocito*)

The term "leukocyte" and its equivalent in Spanish, *leucocito*, may involve a translation problem. Leukocyte is hardly used in specialized texts, "white blood cell" is used instead. But we cannot translate it as *glóbulo blanco*, which is the popular counterpart, because it will lower the register of the source text, while in English this popular term is perfectly acceptable. The same happens to "erythrocyte" and "red blood cell" and their equivalences in Spanish, *eritrocito* and *glóbulo rojo*.

Example 2

Disease (*Enfermedad*) (Gr. pathos)	Patho-, -pathy (Pato-, -patía)	Pathogenesis, cardiopathy (*Patogenia, cardiopatía*)

"Pathology" in English means two different things: the study of diseases which is translated in Spanish by *patología*, and the study of pathological changes of tissues, which must be translated into Spanish as *anatomía patológica* or *histopatología* (if those changes are microscopic.) The same happens to "pathologist" which is *anatomopatólogo* in Spanish.

Another concept we have to take into account when dealing with the Spanish word *patología* is that, although the Spanish normative dictionary *(Diccionario de la Real Academia de la Lengua Española)* says that it means 'disease', we should avoid using it with this sense and we had better make use of it with the sense of 'the study of diseases'.

Terms ending in –pathy (*-patía* in Spanish) preceded by the anatomical part means 'disease of'. Although in Spanish we always use words ending in –*patía* as they are the specialized terms in order to refer to diseases, in English the popular term is preferred. Some examples are:

- Heart disease – *cardiopatía*
- Bone disease – *osteopatía*
- Kidney disease – *nefropatía*
- Liver disease – *hepatopatía*
- Joint disease – *artropatía*
- Muscle disease – *miopatía*
- Lung disease – *neumopatía*
- Disc disease – discopatía
- Valvular heart disease – *valvulopatía*

In Spanish, it is also frequent to use terms ending in –*osis* which also means 'disease' (*enfermedad*).

- Skin disease – *dermatosis* (as well as, *dermopatía, dermatopatía*)
- Fungal disease – *micosis*
- Parasitic disease – *parasitosis*
- Viral disease – *virosis*

Example 3

Pain (*Dolor*) (Gr. álgos)	Alge- Algesi- Algio- Algo- -algia	Analgesic (*Analgésico*) Gastralgia (*Gastralgia*)
Pain (*Dolor*) (Gr. odyne)	Odyn-, odyno-, -dynia (Odin-, odino-, -dinia)	Odynophagia (*Odinofagia*) Gastrodynia (*Gastrodinia*)

The same happens to the specialized terms ending in –agia and –dynia. They are preferred in Spanish although the popular term is perfectly acceptable in English with –ache and pain. For instance:

- Headache – cefalea, cefalalgia, cefalodinia
- Stomachache – gastralgia, gastrodinia
- Back pain – *dorsalgia, lumbalgia* (low back pain)
- Muscle ache – *mialgia* or *agujetas* (depending on the context).

Example 4

Injury (Herida, lesión) (Gr. traûma)	Traum- Traumat- Traumato-	Traumatology Traumatología

The term "trauma" in English raises a problem of translation given that it is a polysemous word. Whereas in English it means both physical and mental trauma, the same does not happen in Spanish. So it has to be translated by two different words depending on the context. If "trauma" refers to a physical one, it has to be translated as *traumatismo*, whereas if it refers to a mental trauma it has to be translated as *trauma*.

Example 5

Brain	Encefalo-	Encefalitis
(Encéfalo)/brain/encéphale	Encephalo-	Encephalitis
(Lat. enképhalos)	Encéphalo	Encéphalite

The word "brain" has two meanings, as it also means "encephalon". So depending on the context, we will translate it as *cerebro* or as *encéfalo*. For example, the term "brain stem", which has to be translated as *tronco encefálico* or *tronco-encéfalo*, is often translated wrongly as *tallo cerebral*.

Example 6

| Neck (*Cuello*) | Cervic-, cervico- | Cervical |
| (Lat. cervix, cervicis) | | |

The ethymological form "cervic-" represents a case of polysemy. It can refer to the neck as well as to the uterine cervix. So the translator has to pay attention when translating this kind of terms.

Example 7

| Chest, thorax (Tórax) | Steth-, stetho (Estet-, | Stethoscope |
| (Gr. stéthos) | esteto-) | (Estetoscopio) |

Another term, which represents a problem of variation, is "thorax". In English the term "chest" (popular term) is preferred, so the translator must be aware so as not to translate it as *pecho*, which is the popular term in Spanish for "thorax" as well as for "breast". For example:

Chest Rx – *radiografía de tórax*

Example 8

Breast (Mama) (Gr. mastós)	Mast-, masto-	Mastodynia (*Mastodinia*)
Breast (Mama) (Lat. mamma)	Mamo- Mammo-	Mammography (*Mamografía*)

The same happens to "breast". It is translated as *mama* (specialized term) and not as *pecho* (popular term) which, at the same time, can be the popular term for "thorax".

Example 9

Finger/Toe (*Dedos*) (Gr. dáktylos)	Dactil-, dactilo- Dactyl-, Dactylo-	Dactylomegaly (Dactilomegalia)
Finges/toes (*Dedos*) (Lat. digitus)	Digit-	Digitiform (Digitiforme)

In Spanish there is only one word for "fingers and toes" which is *dedos*. The translator must include an explanation to the Spanish word indicating if the *dedo* belongs to the hand or to the foot.

Example 10

Blood (*Sangre*) (Gr. haîma haímatos)	Haem-, haema-, haemat-, haemato-, haemo (Hem-, hema-, hemat-, hemato- hemo-)	Haemorrhage (*Hemorragia*)

Specialized terms in Spanish containing the form *–emia* (blood) do not always have their specialized equivalent in English, given that in this language the popular term "blood" followed by the substance concentrated in the blood is preferred. Examples of these are the following:

- Blood alcohol - *alcoholemia*
- Blood amylase – *amilasemia*
- Blood glucose/blood sugar – *glucemia*
- Blood iron – *sideremia*
- Blood sodium – *natriemia*

Example 11

| Hard (*Duro*) | Scler-, sclero (Escler- | Arteriosclerosis |
| (Gr. sklerós) | esclero-) | (*Arteriosclerosis*) |

Although the term "sclerosis" is used in English, it is much more common to find its popular counterpart "hardening" followed by the anatomical part involved. For example:

Arterioesclerosis – *hardening of the arteries*

Example 12

| Dry (*Seco*) | Xero- (Xero-) | Xerophthalmia |
| (Gr. xerós) | | (*Xeroftalmía*) |

It is not uncommon to find in English the popular equivalent of the term "xero-" which is "dry" (*seco*). For example:

- Dry mouth - *Xerostomía*

    Dry eyes – *Xeroftalmía*

Example 13

Softening	-malacia (-malacia)	Osteomalacia
(Reblandecimiento)		(*Osteomalacia*)
(Gr. malakos)		

Another similar case would be the term "-malacia". In English we can also find the popular term "softening" in specialized texts. For example:

- Softening of the bones - *Osteomalacia*

Examples 14 and 15

Excess (*Exceso*) (Gr. hyper)	Hyper- (Hiper-)	Hypercholesterolemia (*Hipercolesterolemia*)
Deficiency (*Deficiencia*) (Gr. hypó)	Hypo- (Hipo-)	Hipocalcemia (*Hypocalcemia*)

The case of the prefixes "hyper" and "hypo" raises a problem which is quite different from the aforementioned cases although the solution is to use the popular term. The problem is that these two prefixes have a similar pronunciation, which can give rise to an important mistake. Examples are the following:

- High blood pressure (*Hipertensión arterial*)
- Low blood pressure (*Hipotensión arterial*)
- High blood sugar (*Hiperclucemia*)
- Low blood sugar (*Hipoglucemia*)

Example 16

Removal (Extirpación) (Gr. ektomé)	-ectomy (-ectomy)	Hysterectomy (*Histerectomía*)

It is also very common to find in specialized medical texts written in English the popular equivalent of the term "-ectomy" which is "surgical removal/excision". Thus, we can find the following example:

- Surgical excision/removal of the kidney - *Nefrectomía*

Example 17

Plastic surgery (*Cirugía plástica*) Replacement (*Sustitución*) (Gr. plassein)	-plasty (-plastia)	Blepharoplasty (*Blefaroplastia*)

It is even more frequent to find the popular term "replacement" when referring to a prosthesis, in which case it has to be translated with a term ending in –*plastia* in Spanish. For example:

- Hip replacement - Artroplastia de cadera
- Joint replacement - *Artroplastia*
- Knee replacement - Artroplasia de rodilla
- Valve replacement - *Valvuloplastia*

Examples 18 and 19

Record (*Registro*) (Gr. Graphó)	-graphy (-grafía)	Radiography (Radiografía)
Graphic record (*Registro gráfico*) (Gr. Grammé)	-gram (-grama)	Radiogram (Radiograma)

When translating English specialized terms containing the suffix "-graphy" and "-gram", we face a very important problem. The first one refers to the system and the second one to the result or graphic record. Nevertheless, in Spanish it is quite common to find terms ending in –*grafía* that refer to the result or graphic result and terms ending in –grama are hardly used (except some cases, such as *electrocardiograma*). The following are examples of this:

- Arteriogram – *arteriografía*
- Angiogram – *angiografía* or *arteriografía*, depending on the context
- Echogram – *ecografía*

- Mammogram – *mamografía*
- Tomogram – *tomografía*

In conclusion, translators from English into Spanish (and vice versa) have to face a problem of variation when translating specialized medical texts addressed to a specialized reader.

References

Arntz, R. / Pitch, H. (1995): *Introducción a la Terminología*. Madrid: Fundación Sánchez Ruipérez.

Congost Maestre; Nereida (1994): *Problemas de la traducción técnica. Los textos médicos en inglés*. Universidad de Alicante.

Claros Díaz, Manuel Gonzalo (2009): *Ideas, reglas y consejos para traducir y redactar textos científicos en español*. Bubok (autoedición).

---- (2006): "Consejos básicos para mejorar las traducciones de textos científicos de inglés al español (I)". En: *Panace@ (Revista de Medicina y Traducción)*, vol. 2, n° 23. Junio de 2006: 89-94.

Féliz Fernández, Leandro / Ortega Arjonilla, Emilio (eds.) (1998): *Traducción e Interpretación en el ámbito biosanitario*. Granada: Editorial Comares, Colección Interlingua n° 5.

Fischbach, H. (ed.) (1998): *Translation and Medicine*. Benjamins Translation Library, American Translators Association Scholarly Monograph Series.

López Piñero, J. M. / Terrada Ferrandis, M. L. (1990): *Introducción a la terminología médica*. Barcelona: Salvat Editores.

Martínez de Sousa, José (2004): "La traducción y sus trampas". En: Panace@ (Revista de Medicina y Traducción) vol. 5, n° 16. Junio de 2004: 149-160.

Montalt, Vicent / González Davis, M. (2005): *Medical Translation Step By Step. Learning by Drafting*. Manchester: St Jerome, Translation Practices Explained: volume 9.

Navarro, Fernando (1997): *Traducción y lenguaje en medicina*. Barcelona: Fundación Dr. A. Esteve.

---- (2000): *Diccionario crítico de dudas (inglés-español) de medicina*. Madrid: Ed. McGraw-Hill / Interamericana.

---- (2005): *Diccionario crítico de dudas (inglés-español) de medicina*. Madrid: Ed. McGraw-Hill / Interamericana (2ª edición corregida y aumentada).

Navarro-Beltrán Iracet, Estanislao (coord.) (2004): *Diccionario terminológico de ciencias médicas* (13ª ed.). Presenta glosario inglés-español y francés-español. Barcelona: Ed. Masson.

Ortega Arjonilla, Emilio (2002): "Terminología y traducción en el ámbito biosanitario". En: Chabás, José *et alii* (eds.): *Translating Science. Proceedings 2nd International Conference on Specialized Translation*. Barcelona: Universitat Pompeu Fabra. 75-96.

Ortega Arjonilla, Emilio / Martínez López, Ana Belén (2007): "La terminología médica en clave traductológica: convencionalismo, normalización, redundancia y reproductibilidad". En: *SENDEBAR – Revista de la Facultad de Traducción e Interpretación de la Universidad de Granada* nº 18. 263-288.

Van Hoof, Henri (1986): *Précis de traduction médicale* (anglais-français). París: Maloine.

---- (1999): *Manual de traducción médica. Diccionario básico de Medicina (inglés-francés-español)*. Granada: Editorial Comares, colección interlingua nº 10. Traducción y adaptación al español de Emilio Ortega, Elena Echeverría, Ana B. Martínez López y J. Félix Martínez López. Granada (1ª ed.).

Vázquez y del Árbol, Esther (2006): *La redacción y traducción biomédica (inglés-español). Un estudio basado en 200 textos*. Granada: Editorial Universidad de Granada.

El accidente cerebrovascular (ACV) y su tratamiento terminológico desde la perspectiva fisioterápica. Creación de un glosario básico español-inglés

ANA ISABEL GARCÍA ESTEBAN, fisioterapeuta y traductora
MARÍA-JOSÉ VARELA SALINAS, Universidad de Málaga

1. Introducción

En este capítulo presentamos un glosario español-inglés que versa sobre una de las enfermedades neurológicas de origen vascular más frecuentes: el accidente cerebrovascular (ACV). El *Diccionario Mosby de medicina, enfermería y ciencias de la salud* en su quinta edición define el ACV como una «[…] alteración de los vasos sanguíneos cerebrales caracterizada por la oclusión debida a un émbolo o a hemorragia cerebrovascular que produce isquemia de los tejidos cerebrales habitualmente prefundidos por los vasos afectados» (s.v.). Se trata, pues, de una enfermedad cuya causa se encuentra en la alteración de los vasos sanguíneos que irrigan el cerebro, de manera que una parte de este no recibe el suministro de sangre necesario para realizar su función, lo que produce muerte celular de la zona no irrigada. Todo ello conlleva la aparición de alteraciones del movimiento, la coordinación y la sensibilidad.

La terminología que se puede estudiar con relación al ACV procede de disciplinas diversas, por lo que resulta bastante difícil abordarla en su totalidad. Debido a ello, y con el fin de conferir al glosario un carácter homogéneo, decidimos acotar nuestro estudio al ámbito de la fisioterapia. Así, para llevar a cabo la investigación terminológica hemos seleccionado una serie de artículos dirigidos a profesionales que describen principalmente técnicas de fisioterapia aplicadas a pacientes que han sufrido un accidente cerebrovascular. El motivo por el que centramos la investigación en el ámbito fisioterápico es porque, tras búsquedas en revistas especializadas en traducción y terminología, hemos constatado que existe un número muy escaso de estudios terminológicos para el par de lenguas español-inglés en este ámbito, entre los que se puede mencionar el artículo «Consideraciones metodológicas sobre la elaboración de un léxico bilingüe en enfermedades neurológicas propias de la fisioterapia» (Suárez de la Torre, 2007). Dado que existen pocos trabajos sobre terminología en esta rama de las ciencias de la salud, se nos abre un abanico de posibilidades de investigación terminológica con relación a ella. Sin embargo, en este trabajo nos centramos en el beneficio para la práctica profesional de traductores e intérpretes que, al día de hoy, siguen con muchas necesidades de recursos específicos terminológicos en el ámbito biosanitario (cf. Postigo Pinazo y Lavado Puyol, 2015).

A pesar del importante papel de la traducción científico-técnica en nuestra sociedad —pues hace posible el intercambio de información de naturaleza tan especializada a nivel internacional (Alcina y Gamero, 2002)— los datos resultantes de un estudio realizado por Gutiérrez Rodilla y Diego Amado (2006: 115-121) indican que la investigación en traducción médica está por debajo de la demanda existente para dicho tipo de traducción, por lo que consideramos necesario llevar a cabo investigaciones lingüísticas en el campo de la medicina y de las ciencias de la salud con el fin de poder satisfacer las necesidades de los traductores e intérpretes.

Hemos mencionado anteriormente que el ACV es una de las enfermedades neurológicas más frecuentes; pues bien, según datos de la Organización Mundial de la Salud, esta enfermedad está considerada como una de las principales causas de muerte en los países desarrollados: en 2005, unos 5,7 millones de personas murieron como consecuencia de ella, y es bien sabido que cuanto más frecuente sea una dolencia, mayor será el número de investigaciones y publicaciones que sobre ella se realicen, lo que genera también un significativo volumen de traducciones. Con el presente glosario pretendemos ofrecer un recurso para los mediadores lingüísticos en ciencias de la salud con el par de lenguas español-inglés, del cual también podrán hacer uso los profesionales sanitarios que, en un momento determinado, puedan necesitarlo.

En cuanto al par de lenguas seleccionado, resulta importante mencionar que en la actualidad el inglés se ha convertido en la lengua de difusión de la ciencia y la técnica en todo el mundo (cf. Lee-Jahnke, 2005: 83). Si consultamos el *Science Citation Index* —base de datos que indexa las revistas científicas y tecnológicas de mayor impacto a nivel internacional— nos daremos cuenta de que la mayor parte de las publicaciones a las que se hace referencia están escritas en lengua inglesa. Por ello, cualquier científico que desee dar a conocer sus trabajos a un público extenso deberá, por norma general, redactar sus artículos en dicha lengua para poder optar a su publicación en tales revistas de impacto. De esta manera, el glosario que presentamos constituye un recurso lingüístico para todos aquellos traductores encargados de trasvasar el contenido de los artículos de investigación de los profesionales sanitarios españoles —en este caso concreto, de los fisioterapeutas— al inglés. Se trata de un glosario que se utilizará para la comunicación entre especialistas, ya que la terminología está extraída de artículos publicados en revistas especializadas, destinadas por tanto a un público experto en la materia.

2. Material y método de trabajo

Para realizar el estudio terminológico se ha compilado un corpus comparable bilingüe, es decir, se ha hecho una selección de textos pertenecientes al género textual «artículo científico» que exhiben características semejantes. Seleccionamos este género por los objetivos establecidos para el glosario, descritos anteriormente. Nuestro corpus está constituido por 33, con un total de 68 378 palabras en el caso de la lengua española y 78 138 palabras en lengua inglesa. De todos los documentos seleccionados, 17 son artículos publicados en revistas y portales españoles y 16 se engloban dentro de publicaciones estadounidenses. Todos los documentos en inglés se encuentran en formato electrónico; de los documentos españoles, 10 se encuentran en formato electrónico y 7 originalmente en formato impreso, aunque para su estudio se hayan digitalizado.

En cuanto al tamaño, es un corpus pequeño, tal y como lo describen Bernardini y Ferraresi, «Small corpora are usually collections of "specialized" texts, intended to represent a specic domain, and include texts with homogeneous content (e.g. medicine), text type or genre (e.g. textbook), or both.» (2013: 306) Se trata de un corpus comparable, cuyo tamaño relativamente reducido está justificado por haber sido manejado por expertos en el tema (una de las autoras y dos revisores de la Universidad de Málaga).[1]

Los criterios para la selección terminológica se basan en:

1. técnicas que se aplican en fisioterapia a pacientes que han sufrido un ACV;
2. signos y síntomas de la enfermedad;
3. alteraciones asociadas al cuadro clínico de la hemiplejia (parálisis de uno de los lados del cuerpo) que con frecuencia se deriva de esta lesión cerebral;
4. distintas denominaciones del accidente cerebrovascular.

Para la recopilación del material que forma el corpus de trabajo comenzamos por la búsqueda de documentos en lengua española —concretamente en la variedad de español peninsular—, ya que la dirección de nuestro glosario es desde esta lengua hacia el inglés. Por ello, el primer paso fue localizar revistas españolas especializadas en fisioterapia y, dentro de estas, artículos que cumplieran todas las condiciones por las que se rige este trabajo. También teníamos especial interés en que dichos artículos estuviesen en formato electrónico con el fin de poder utilizar un programa informático para realizar la extracción terminológica. Sin embargo, tuvimos dificultades con el acceso a las fuentes mencionadas, ya que en muchos casos se precisa suscripción para poder acceder a los artículos de las revistas de fisioterapia en línea. Debido a ello, ha sido necesario recurrir adicionalmente a la búsqueda de material en otras fuentes no específicas de la fisioterapia, pero en las que algunos de sus artículos se ajustaban al objetivo de nuestra investigación. Finalmente, compilamos un subcorpus español formado por 17 artículos (68 378 palabras).

---

[1] Deseamos expresar nuestro agradecimiento por su colaboración en la revisión de las definiciones de los términos a D. Francisco Guillén Romero y a D.ª Consolación Pineda Galán, profesores titulares del Área de Fisioterapia de la Escuela Universitaria de Ciencias de la Salud en la Universidad de Málaga.

Una vez recopilados los documentos en lengua española procedimos a la búsqueda de artículos en lengua inglesa —la variedad de inglés americano en nuestro caso— comparables a los textos españoles, con el fin de poder obtener las equivalencias necesarias para elaborar el glosario. La elección del inglés americano se efectuó fundamentalmente por dos motivos: porque tras revisar el *Science Citation Index* nos dimos cuenta de que la mayoría de las revistas indexadas que tratan sobre fisioterapia y neurología proceden de Estados Unidos, y porque nos resultó más fácil acceder a través de la Red a publicaciones estadounidenses sobre nuestro tema de estudio. Se consiguió compilar un subcorpus inglés con características muy similares a los documentos españoles desde el punto de vista del contenido, formado por 16 textos (78 138 palabras). La temática concreta de los artículos que componen los dos subcorpus es la siguiente:

Temática concreta	Número de artículos en español	Número de artículos en inglés
Tratamiento fisioterápico general del ACV	11	11
Reeducación de la marcha	1	2
Reeducación del equilibrio	1	1
Reintegración social	4	2

Al final del presente artículo se ofrece una breve descripción de cada una de las fuentes a las que pertenecen los artículos que constituyen el corpus. El carácter especializado del organismo responsable de la publicación de dichas fuentes garantiza la fiabilidad de la información que en ellas aparece.

Antes de comenzar la extracción terminológica, procedimos a limpiar los textos de características de formato que pudieran dificultar el trabajo y eliminamos la existencia de resúmenes (*abstracts*) en inglés que se encontraban al comienzo de algunos artículos. Para la extracción terminológica se utilizó *WordSmith Tools*, programa que permite, entre otras opciones, generar listados de palabras ordenadas por su frecuencia de aparición en el corpus. Antes de ello, tuvimos que digitalizar los documentos impresos con la ayuda de *Abbyy FineReader,* y después de la corrección de errores mediante la postedición pudimos proceder a trabajar con *WordSmith Tools.*

Una vez que todos los documentos estuvieron en formato electrónico, iniciamos la extracción de términos del subcorpus español. El programa con el que trabajamos nos permite generar listados de palabras simples o en grupos ordenadas según su frecuencia de aparición en los textos. En nuestro caso, consideramos oportuno extraer cuatro listados terminológicos: uno formado por palabras simples y tres más formados por grupos de dos, tres y cuatro palabras, respectivamente, para estudiar las coocurrencias más frecuentes.

Cuando dispusimos de los listados, se procedió al análisis de estos para, a continuación, crear una lista de palabras «vacías» (preposiciones, conjunciones, artículos, etc.) que el programa debía omitir (*stop list*). Obtuvimos de esta manera cuatro listas nuevas constituidas por los términos ordenados según su frecuencia de aparición en los textos. Posteriormente, pasamos al estudio de cada uno de estos términos en su contexto con objeto de determinar si se ajustaban a los criterios de selección establecidos. Tras eliminar aquellos que no lo hacían, obtuvimos cuatro listas finales que sumaban en total 59 términos.

Una vez realizada la extracción terminológica para el español procedimos de la misma manera para la lengua inglesa. Al igual que en el caso anterior, se eliminaron de las listas las palabras «vacías», estudiamos los términos en su contexto y seleccionamos aquellos que se ajustaban a los criterios del presente trabajo.

Después procedimos al establecimiento de las equivalencias con la lengua española. Para ello fue necesario analizar en cada una de las lenguas los contextos en los que aparecían los términos supuestamente equivalentes; además, para realizar esta tarea se recurrió a la validación por parte de expertos fisioterapeutas, entre los que figura una de las autoras del presente artículo. Por otra parte, también consultamos diversos textos comparables en ambas lenguas, con el fin de poder confirmar a través de otras fuentes el uso real de los términos estudiados.

3. Observaciones sobre los términos recopilados

Como resultado obtuvimos un glosario español-inglés que incluye terminología relacionada con signos y síntomas del accidente cerebrovascular, el cuadro hemipléjico, las distintas denominaciones de la enfermedad y las técnicas que se aplican en fisioterapia a los pacientes que han sufrido un ACV. Este glosario está formado por 59 términos, tamaño que se explica por basarse en un corpus de una temática muy específica, lo cual reduce considerablemente la selección terminológica.

Hemos incluido en el glosario los verbos *facilitar, normalizar* e *inhibir* porque aparecen con gran frecuencia asociados a determinadas técnicas de fisioterapia que se aplican a pacientes hemipléjicos; igualmente, hemos creído conveniente incluir las palabras *fisioterapia* y *rehabilitación*, ya que son conceptos claves básicos del campo léxico tratado. Las unidades terminológicas *reacciones de enderezamiento* y *reacciones de equilibrio* han sido también incluidas porque la alteración de tales reacciones constituye uno de los signos principales de la hemiplejia. Con respecto a este último término, cabe destacar que la RAE reconoce como correctas dos formas de escritura: *hemiplejia-hemiplejía*.

Los términos contenidos en el glosario pertenecen igualmente al campo de la medicina, por lo que resulta lógico que se reflejen características de la lengua médica. Así, la abundancia de tecnicismos procedentes sobre todo del griego (cf. Lee-Jahnke, 2005: 82), aunque también algunos latinismos así como composición y derivación en palabras de raíz grecolatina; sirvan como ejemplos *afasia, apraxia, asimetría, ataxia, anosognosia,* o *ictus* –para el cual el inglés utiliza un término propio–, y *accidente cerebrovascular*, aunque el primer elemento ya no se perciba por el hablante como cultismo. El inglés, sin embargo, sí registra la equivalencia *cerebrovascular accident* como cultismos, aparte de otros que son patentes como, por ejemplo, *abnormal, disturbances, contracture, correction of posture, deficit, depression, stimulation, proprioceptive, neuromuscular, facilitation, mobilizations, equilibrium, rehabilitation, relaxation, rigidity,* etc.

Aquí, pues, nos hallamos ante un ejemplo del anisomorfismo de las lenguas contempladas, concretamente en cuanto a su evolución diacrónica se refiere. De esta manera, observamos que muchos de los tecnicismos españoles son cultismos naturalizados o semicultismos, como *déficit, depresión* o *inhibir* que, a diferencia, el inglés recoge la mayoría de las veces como cultismos auténticos en cuanto a la pronunciación y la percepción del hablante. La grafía de todos estos términos procedentes de las lenguas clásicas suele ser muy similar en español e inglés.

En cuanto a la formación léxica, observamos que más de la mitad de las unidades terminológicas constituyen en una y otra lengua compuestos sintagmáticos o sintagmas lexicalizados que en su mayoría están formados por sustantivo + adjetivo/ adjetivo + sustantivo (por ejemplo, *alteraciones sensitivas-sensory disturbances*), aunque también existe un cierto número de compuestos preposicionales (por ejemplo, *corrección de la postura-correction of posture*). El tipo de composición suele corresponderse en los dos idiomas, salvo algunas pocas excepciones (como en *síndrome del empujador-pusher syndrome*).

Encontramos algunos sinónimos (*accidente cerebrovascular-ictus*; *cerebrovascular accident-stroke*; etc.) en el contexto comunicativo formal dentro del lenguaje especializado que nos ocupa. También se presentan dos rasgos habituales del lenguaje biosanitario: la aparición de siglas (*ACV-CVA; FNP-PNF; AVD-ADL*) y de un epónimo (*método Bobath-Bobath concept*). En los dos primeros casos, las letras de las siglas coinciden al tratarse de términos compuestos en ambas lenguas por los elementos compositivos de los mismos latinismos, aunque no su orden, lo cual obviamente se relaciona con las sintaxis propias del español y del inglés. En la tercera sigla diverge una letra por ser distinto uno de los términos o elementos compositivos utilizados.

Antes de concluir este apartado consideramos importante mencionar que los términos ingleses de este glosario no tienen por qué ser los únicos equivalentes que existen para los españoles, pues hay que tener en cuenta el hecho de la sinonimia o variación terminológica, que ya ha sido ampliamente tratado en trabajos como los de Navarro (1998 y 2004), Gutiérrez Rodilla (2005), Bowker y Hawkins (2005), Cabré (2006), y Casals Rispau (2006), entre otros. Asimismo, existen diferencias entre el español peninsular y el americano así como entre el inglés británico y el americano en relación con la terminología médica y su grafía, hecho que deberá ser tenido en cuenta siempre que se redacte en o se traduzca a una de estas lenguas.

4. Comentario final

El resultado de nuestro trabajo es un glosario básico español-inglés que se ajusta a unos criterios muy específicos. Cada uno de los términos del glosario ha sido extraído de los corpus que componen nuestro trabajo, formados por artículos científicos en los que se relacionan la fisioterapia y el accidente cerebrovascular. Ahora bien, esto no significa que la terminología seleccionada no pueda estar presente en otros documentos en los que se relacione la fisioterapia con otra dolencia, ya que, por ejemplo, muchas de las técnicas fisioterapéuticas que se aplican a los pacientes que han sufrido un ACV también son utilizadas en el tratamiento de muchas otras enfermedades neuromusculares.

Resulta importante mencionar que, al trabajar con este corpus textual, nos hemos dado cuenta de que aparece un número considerable de términos que, sin ser especializados del campo del ACV, están presentes con mucha frecuencia en los textos que tratan esta enfermedad en relación con la fisioterapia. Por ello, dejamos la puerta abierta a un posible trabajo que tenga como objetivo precisamente localizar esa terminología concomitante, estudiarla y elaborar un glosario a partir de ella. También sería interesante observar esta terminología en contexto –lo cual permite *WordSmith Tools* con sus funciones–, para estudiar su comportamiento y determinar la fraseología propia en el campo tratado.

Otra investigación interesante en relación con el tema que nos ocupa sería llevar a cabo un estudio centrado en la comunicación especialista-paciente, que debería realizarse lógicamente a partir de un corpus textual con características diferentes al utilizado en el presente trabajo.

A continuación, presentamos cada uno de los términos que componen el glosario junto con su equivalente inglés y una breve definición en español. Dicha definición se ha realizado teniendo en cuenta que todos los términos funcionan dentro del campo temático del ACV y la hemiplejia en relación con la fisioterapia.

Asimismo, se han tenido en cuenta las características de los principales destinatarios del glosario, los mediadores lingüísticos, a los que, en principio, no se les suponen conocimientos sobre la materia especializada que aquí se trata; por ello, se ha procurado en la medida de lo posible utilizar un lenguaje relativamente sencillo. Es necesario mencionar que todas las definiciones han sido redactadas tras la consulta de diversos diccionarios médicos—cuya referencia se indica en el apartado de la bibliografía citada—, de los documentos que constituyen el corpus y de expertos en la materia (fisioterapeutas).

5. Glosario

- ACV (accidente cerebrovascular), ictus:
CVA (cerebrovascular accident), stroke

Alteración de los vasos sanguíneos que irrigan el cerebro, de manera que una parte de este no recibe el suministro de sangre necesario para realizar su función, lo que produce muerte celular de la zona no irrigada. Todo ello conlleva la aparición de trastornos del movimiento, la coordinación y la sensibilidad.

- afasia:
aphasia

Trastorno neurológico que afecta a la capacidad comunicativa del sujeto, de manera que se alteran la comprensión o la expresión a través del lenguaje.

- alteraciones del movimiento, alteraciones motoras:
movement disorders

Trastornos del movimiento normal que afectan fundamentalmente al lado hemipléjico del cuerpo y a consecuencia de los cuales aparecen dificultades para realizar actividades de la vida diaria.

- alteraciones sensitivas:
sensory disturbances

Trastornos que afectan a la capacidad para percibir estímulos así como a la respuesta del organismo ante ellos.

- **anosognosia**:

anosognosia

Trastorno caracterizado por la incapacidad del paciente para percibir su enfermedad. El paciente hemipléjico que padece anosognosia no es consciente de las alteraciones que sufre en el lado afecto de su cuerpo.

- **apraxia**:

apraxia

Trastorno neurológico caracterizado por una alteración de la capacidad para realizar gestos, actividades cotidianas y determinadas tareas, tales como utilizar un cubierto a la hora de comer o peinarse.

- **asimetría**:

asymmetry

Aspecto desigual que presentan entre sí los dos lados del cuerpo del paciente hemipléjico, lo que provoca una alteración del esquema corporal.

- **ataxia**:

ataxia

Trastorno neurológico caracterizado por una alteración de la capacidad para coordinar los movimientos.

- **carga (peso):**

weight bearing

Técnica terapéutica que consiste en facilitar en el paciente hemipléjico la carga de peso tanto en el miembro superior (brazo, antebrazo y mano) como en el miembro inferior (muslo, pierna y pie) afectos con el fin de normalizar el tono muscular y, de esta manera, contribuir a la recuperación del movimiento normal.

- **contractura**:

contracture

Contracción muscular involuntaria y duradera que dificulta la movilidad de la zona que la padece.

- **corrección de la postura**:

correction of posture

Técnica terapéutica que consiste en la colocación del paciente de forma fisiológica, —es decir, de la forma en la que este se colocaría si estuviese sano— tanto cuando está en reposo como cuando está realizando una actividad, con el fin de devolver la simetría al esquema corporal.

- **daño cerebral**:

brain damage

Lesiones cerebrales que se producen como consecuencia del trastorno vascular y que son las causantes de las principales alteraciones que sufre el paciente tras un ACV.

- **debilidad**:

weakness

Estado físico provocado por una disminución del tono normal de ciertos grupos musculares, lo que ocasiona la disminución de la capacidad para llevar a cabo actividades que se realizaban con normalidad previamente a la lesión cerebral.

- **deficiencia**[2]:

impairment

Según la Clasificación Internacional del Funcionamiento, de la Discapacidad y de la Salud de la Organización Mundial de la Salud, las deficiencias son «pro-

---

[2] Para las definiciones de *deficiencia* y *discapacidad* se ha consultado la página *web* del Centro Estatal de Autonomía Personal y Ayudas Técnicas, organismo dependiente del Ministerio de Trabajo y Asuntos Sociales de España. En este portal de Internet es posible encontrar la definición que ofrece la Clasificación Internacional del Funcionamiento, de la Discapacidad y de la Salud de la Organización Mundial de la Salud. Debido a la confusión que se suele generar en el uso de estos dos términos (Navarro: 2005, 282), se ha preferido en estos casos tomar directamente la definición que la Organización Mundial de la Salud ofrece de ellos, para evitar contribuir aún más a dicha confusión al ofrecer una definición propia.
La problemática de discapacidad y comunicación multilingüe ha llevado a desarrollar líneas de trabajo relacionadas y a la participación de una de las autoras en el proyecto *Enhancing communication: research to improve communication for people with special needs and development of TIC resources and tools*. 2015-1-ES01-KA203-015625 (Universidad de Málaga). Investigadora principal: Encarnación Postigo Pinazo.

blemas en las funciones o estructuras corporales tales como una desviación significativa o una "pérdida"».

- **déficit**:
deficit

Deficiencia o carencia con respecto a lo normal o fisiológico.

- **depresión**:
depression

Alteración del estado anímico caracterizada por la aparición de sentimientos de tristeza, desánimo e incluso ira, lo cual influye de forma negativa en la capacidad de recuperación del paciente.

- **discapacidad**:
disability

Según la Clasificación Internacional del Funcionamiento, de la Discapacidad y de la Salud de la Organización Mundial de la Salud, la discapacidad corresponde a las «deficiencias, las limitaciones en la actividad o restricciones en la participación».

- **ejercicios**:
exercises

Conjunto de actividades motrices diversas encaminadas a devolver al paciente a un estado de normalidad física.

- **electroestimulación, estimulación eléctrica**:
electrical stimulation

Utilización de corriente eléctrica con fines terapéuticos.

- **espasticidad**:
spasticity

Aumento anormal del tono muscular que, en el caso de la hemiplejia, se produce principalmente en los músculos flexores del miembro superior y en los extensores del miembro inferior afectos. La espasticidad dificulta la recuperación de la movilidad y aumenta la rigidez.

- **estiramiento:**

stretching

Técnica terapéutica que consiste en la elongación o alargamiento de un músculo o grupo muscular con el fin de mejorar la elasticidad y aumentar la funcionalidad.

- **facilitación neuromuscular propioceptiva (FNP):**

proprioceptive neuromuscular facilitation (PNF)

Conjunto de técnicas terapéuticas que consiste en la realización de ejercicios funcionales, que imitan el movimiento de los sujetos sanos, con el fin de que el paciente recupere la capacidad de moverse de forma fisiológica o normal. Se basa en la reeducación neuromuscular a través de la estimulación de los propioceptores (terminaciones nerviosas sensitivas que recogen información sobre el movimiento y la posición del cuerpo en el espacio).

- **facilitar:**

to facilitate

Realizar una serie de técnicas terapéuticas encaminadas a estimular la aparición del movimiento funcional o normal en el paciente.

- **fisioterapia[3]:**

physical therapy, physiotherapy

La Asociación Española de Fisioterapeutas (AEF) define la fisioterapia como «[…] el arte y la ciencia que mediante el conjunto de métodos, actuaciones y técnicas, a través de la aplicación tanto manual como instrumental de medios físicos, curan, previenen, recuperan y adaptan a personas afectadas de disfunciones somáticas, psicosomáticas y orgánicas o a las que desean mantener un nivel adecuado de salud».

---

[3] En este caso, se ha optado por presentar la definición que la Asociación Española de Fisioterapeutas ofrece del término *fisioterapia* en su Reglamento Nacional de 1999, ya que, de esta manera, se ofrece una definición consensuada a nivel nacional de lo que se entiende por esta rama de las ciencias de la salud.

- **fortalecimiento muscular:**
muscle strengthening

Técnicas terapéuticas encaminadas a aumentar la fuerza y resistencia de los músculos para mejorar la tolerancia de estos a la actividad física.

- **hemiparesia:**
hemiparesis

Parálisis parcial o incompleta de la mitad vertical del cuerpo.

- **hemiplejia, hemiplejía:**
hemiplegia

Parálisis de la mitad vertical del cuerpo.

- **hiperextensión de rodilla:**
knee hyperextension

Posición de extensión máxima que suele presentar la rodilla del lado afecto del paciente hemipléjico como consecuencia de la espasticidad que afecta a la musculatura de la cara anterior del muslo. Esto dificulta fundamentalmente la marcha o deambulación.

- **hombro doloroso, dolor de hombro:**
shoulder pain

Complicación que se asocia con frecuencia a la hemiplejia y que es debida fundamentalmente a las variaciones de tono que sufre la musculatura del hombro y a la debilidad del resto de tejidos blandos periarticulares (que rodean a la articulación, tales como tendones, ligamentos, etc.). Esta alteración dificulta la recuperación de la movilidad del miembro superior en su conjunto.

- **inhibir:**
to inhibit

Realizar una serie de técnicas terapéuticas encaminadas a reducir la hipertonía (aumento exagerado del tono muscular) y a evitar la aparición de movimientos anormales.

- lado afecto:
affected side

Hemicuerpo (mitad vertical del cuerpo) que presenta la parálisis o la paresia tras el ACV.

- lado parético:
paretic side

V. lado afecto.

- método Bobath:
Bobath concept

Conjunto de técnicas terapéuticas que se aplican a pacientes con daño cerebral y que están basadas en la normalización del tono muscular para, de esta manera, tratar de inhibir los patrones anormales de postura y movimiento y facilitar el desarrollo de patrones normales de postura y movimiento.

- movilizaciones:
mobilizations

Diferentes técnicas de movimiento que se utilizan con fines terapéuticos.

- normalización del tono muscular:
normalization of muscle tone

Proceso terapéutico que consiste en la realización de una serie de posturas y movimientos con el fin de que el tono muscular alcance un estado de tensión normal o fisiológico, lo que mejorará la capacidad del paciente para moverse.

- normalización del tono postural:
normalization of postural tone

Proceso terapéutico que consiste en la realización de una serie de posturas y movimientos con el fin de que los músculos encargados de mantener una postura alcancen un estado de tensión normal o fisiológico.

- **normalizar:**

to normalize

Realizar una serie de técnicas terapéuticas encaminadas a recuperar el estado de tensión normal o fisiológico de la musculatura.

- **parálisis:**

paralysis

Trastorno originado como consecuencia del daño cerebral y que se caracteriza por la pérdida completa o casi completa de la movilidad.

- **paresia:**

paresis

Trastorno originado como consecuencia del daño cerebral y que se caracteriza por una pérdida parcial o incompleta de la movilidad.

- **patrones anormales de movimiento:**

abnormal movement patterns

Alteración de las habilidades motrices del cuerpo humano, de manera que la ejecución de los gestos y movimientos no se lleva a cabo de la forma en que se considera normal o fisiológica.

- **pérdida de propiocepción:**

proprioceptive loss

Pérdida de la capacidad para percibir estímulos originados en el propio organismo, como por ejemplo, la falta de conciencia sobre la postura en que se coloca un miembro.

- **reacciones de enderezamiento:**

righting reactions

Conjunto de reflejos que permiten mantener la posición normal de la cabeza en el espacio y alinearla con el tronco y los miembros.

- **reacciones de equilibrio**:
equilibrium reactions

Conjunto de reflejos que permiten mantener el equilibrio ante los desplazamientos del centro de gravedad del cuerpo.

- **reeducación de la marcha**:
gait re-education

Proceso terapéutico a través del cual se entrena al paciente con el fin de que recupere la capacidad para caminar de forma normal o fisiológica.

- **reeducación de las AVD (actividades de la vida diaria)**:
ADL (activities of daily living) training

Proceso terapéutico a través del cual se entrena al paciente con el fin de que recupere la capacidad para llevar a cabo actividades cotidianas por sí mismo, tales como vestirse o asearse.

- **reeducación motriz**:
re-education of normal movement

Proceso terapéutico a través del cual se entrena al paciente con el fin de que recupere la capacidad para moverse de manera normal o fisiológica.

- **rehabilitación**:
rehabilitation

Conjunto de procedimientos tanto médicos como sociales y psicológicos que se llevan a cabo con el fin de integrar nuevamente en la sociedad a una persona tras haber sufrido una lesión o enfermedad.

- **relajación**:
relaxation

Conjunto de técnicas terapéuticas que se aplican con el fin de disminuir la tensión, bien sea muscular o bien del organismo en general.

- **rigidez**:
rigidity

Dificultad para la movilidad articular como consecuencia de la hipertonía o aumento exagerado del tono muscular.

- **síndrome de heminegligencia, negligencia espacial**:
neglect syndrome, spatial neglect

Conjunto de signos y síntomas que aparecen en algunas ocasiones tras un ACV y que provocan ausencia de atención e incluso de reacción ante estímulos que proceden del lado afecto del cuerpo (que es el opuesto al hemisferio cerebral dañado).

- **síndrome del empujador**:
pusher syndrome

Conjunto de signos y síntomas que aparecen en algunas ocasiones tras un ACV y que se caracterizan por el hecho de que el paciente hemipléjico empuja con el lado sano hacia el lado afecto.

- **sinergia**:
synergy

Coordinación de distintos músculos o grupos musculares para producir un movimiento determinado. En el caso del paciente hemipléjico, existen principalmente dos tipos de sinergias patológicas: la sinergia flexora (que afecta al miembro superior en la mayoría de los casos) y la sinergia extensora (que afecta fundamentalmente al miembro inferior). En ocasiones, dichas sinergias se utilizan al inicio de la enfermedad con fines terapéuticos, para tratar de despertar en el paciente la movilidad.

- **sinergia flexora**:
flexor synergy

Coordinación de distintos músculos o grupos musculares para producir un movimiento de flexión.

- **subluxación del hombro**:

shoulder subluxation

Dislocación parcial de la articulación del hombro que se produce fundamentalmente como consecuencia de la hipotonía inicial (disminución del tono muscular) del lado afecto. Dicho trastorno dificulta la recuperación de la movilidad del miembro superior, sobre todo por la existencia de dolor ante el movimiento.

- **tareas**:

tasks

Ejercicios funcionales orientados fundamentalmente a recuperar la capacidad del paciente para realizar AVD (actividades de la vida diaria) por sí mismo.

- **técnicas de facilitación**:

facilitation techniques

Conjunto de ejercicios terapéuticos encaminados a estimular la recuperación de la capacidad motora del paciente.

- **tono anormal**:

abnormal tone

Alteración del grado normal de tensión muscular, de manera que el músculo puede estar hipertónico (aumento del grado de tensión normal) o hipotónico (disminución del grado de tensión normal). El tono anormal dificulta la recuperación funcional del paciente.

- **transferencia (de un lugar a otro)**:

transfer

Técnica que consiste en el desplazamiento del paciente desde un lugar a otro, como por ejemplo, el paso de decúbito supino (tumbado boca arriba) en la cama a sedestación (sentado) en una silla.

- **transferencia de peso**:

weight transfer

Técnica terapéutica que consiste en la carga de peso desde un hemicuerpo hacia el otro con el fin de aumentar la estabilidad de los miembros del lado afecto y de enseñar al paciente a distribuir equitativamente el peso entre ambos lados del cuerpo.

6. Bibliografía

Alcina Caudet, A., y S. Gamero Pérez (eds.) (2002): *La traducción científicotécnica y la terminología en la sociedad de la información*. Castelló de la Plana: Publicacions de la Universitat Jaume I.

Bernardini, S. y Ferraresi, A. (2013): «Old needs, new solutions. Comparable corpora for language professionals», en *Building and Using Comparable Corpora*. Springer, Berlin, 303-319.

Bowker, L. & Hawkins, S. (2006): "Variation in the organization of medical terms: Exploring some motivations for term choice". En: *Terminology*, 12(1) 79-110.

Cabré, M. T. (2002): «Terminología y lingüística: La teoría de las puertas» [en línea], *Estudios de Lingüística Española (ELIES)*, 16. Disponible en: http://elies.rediris.es/elies16/Cabre.html.

Casals Rispau, S. (2006): "Reflexiones sobre la variación terminológica del español científico ilustradas con el caso del término inglés *delusion*" [en línea], *Panace@*, 7 (24). Disponible en:
http://tremedica.iwhome.com/panacea/IndiceGeneral/n24_tradyterm-c.rispau.pdf.

Gutiérrez Rodilla, B. A. (2005): *El lenguaje de las ciencias*. Madrid: Gredos.

Gutiérrez Rodilla, B. M., y M. C. Diego Amado (2006): "Algunos datos respecto a la investigación sobre traducción médica en España" [en línea], *Panace@*, 7 (23) Disponible en
http://www.medtrad.org/panacea/IndiceGeneral/n23_tribuna_GutierrezRDiego.pdf>.

Lee-Jahnke, H. (2005): "Teaching medical translation: an easy job?" [en línea], *Panace@*, 6 (20). Disponible en http://tremedica.org/panacea/IndiceGeneral/n20_editorial.pdf.

Navarro, F. A. (2001): "La traducción médica ante el siglo XXI: tres retos para el lenguaje científico en español" [en línea], *II Congreso Internacional de Lengua Española*. Disponible en http://cvc.cervantes.es/obref/congresos/valladolid/ponencias/nuevas_fronteras_del_espanol/1_la_traduccion_en_espanol/navarro_f.htm.

Navarro, F. A. (1998): "Las mil y una zancadillas del inglés médico". En L. Félix Fernández y E. Ortega Arjonilla (coords.): *Traducción e interpretación en el ámbito biosanitario*. Granada: Comares, pp. 451-461.

Navarro, F. A. (2004): "Las nomenclaturas normalizadas en medicina y farmacología: una de cal y otra de arena". En C. Gonzalo García y V. García Yebra (eds.): *Manual de documentación y terminología para la traducción especializada*. Madrid: Arco, 191-222.

Organización Mundial de la Salud [en línea]. Disponible en http://www.who.int/es/.

Postigo Pinazo, E. y Lavado Puyol, R. (2015): "Propuesta para abordar las necesidades terminológicas de la traducción e interpretación sobre enfermedades raras: Elaboración de herramientas a partir de documentos reales". *Tonos digital: Revista electrónica de estudios filológicos*, (29), 25.

Suárez de la Torre, M., y otros (2007): "Consideraciones metodológicas en la elaboración de un léxico bilingüe en enfermedades neurológicas propias de la fisioterapia" [en línea], *Debate terminológico*, 3. Disponible en http://www.riterm.net/revista/n_3/Art_Suarez_de_la_Torre.pdf.

Vargas Sierra, C. (2005): "A pragmatic model of text classification for the compilation of special-purpose corpora". En Mateo, J., y F. Yus (eds.): *Thistles. A homage to Brian Hughes. Essays in Memorian* (vol. II), pp. 295-315.

Vargas Sierra, C. (2006): "El proceso terminográfico multilingüe con *WordSmith Tools*" [en línea], *CONFLUENCIAS-Revista de Tradução Científica e Técnica*, 4. Disponible en http://confluencias.net/n4/vargas-sierra.pdf.

Vargas Sierra, C. (2002): "Utilización de los programas de concordancias en la traducción especializada", *El español, lengua de traducción. I Congreso Internacional*: Servicio de traducción de la Comisión Europea, pp. 468-483.

6.1.1. Referencias bibliográficas y breve descripción de las revistas y el portal utilizados para la confección de los corpus

Continua neurológica. Madrid: Doyma, 1998. ISSN 1139-515X. Publicación de la Sociedad Española de Neurología. Está dirigida especialmente a neurólogos y psiquiatras. <http://www.doyma.es/>.

Cuestiones de fisioterapia. Sevilla: Área de Fisioterapia de la Universidad de Sevilla, 1995. ISSN 1135-8599. La publicación de esta revista está a cargo del Ilustre Colegio Profesional de Fisioterapeutas de Andalucía.

eFisioterapia.net. Portal creado por un grupo de diplomados en Fisioterapia de la Universidad de Valencia en el que, además de otras cuestiones, se publican artículos de investigación. <[http://efisioterapia.net/>.

Fisioterapia, Barcelona: Doyma, D. L. 1980. ISSN 0211-5638. Revista española especializada en fisioterapia y cuyo organismo responsable de la publicación es la Asociación Española de Fisioterapeutas. <http://www.doyma.es/>.

Physical therapy, Alexandria: American Physical Therapy Association, 1921. ISSN 0031-9023. Revista científica especializada en fisioterapia. Está publicada por la APTA (*American Physical Therapy Association*, Asociación Estadounidense de Fisioterapeutas). <http://www.ptjournal.org/>.

Rehabilitación, Madrid: Doyma, 1967. ISSN 0048-7120. Revista publicada por la Sociedad Española de Rehabilitación y Medicina Física y escrita fundamentalmente por y para médicos rehabilitadores, aunque también cuenta con autores y lectores de otras ramas sanitarias. <http://www.doyma.es/>.

Stroke, Dallas: American Heart Association, 1970. ISSN 0039-2499. Publicación de la *American Heart Association*, asociación estadounidense que investiga temas relacionados con las enfermedades cardiovasculares y el accidente cerebrovascular. <http://stroke.ahajournals.org/>.

6.1.2. Diccionarios y portales de Internet consultados para elaborar las definiciones

Diccionario médico (2003). Barcelona: Nauta.

Diccionario médico ilustrado de bolsillo Dorland (2003), 26.ª ed. Madrid: Interamericana-McGraw-Hill.

Diccionario Mosby de medicina, enfermería y ciencias de la salud (2000), 5.ª ed. Madrid: Harcourt.

Ilustre Colegio Profesional de Fisioterapeutas de Andalucía [en línea]. Disponible en <http://www.colfisio.org/php/index.php>.

Medciclopedia. Diccionario ilustrado de términos médicos [en línea]. Disponible en <http://www.iqb.es/diccio/diccio1.htm>.

Medline [en línea]. Disponible en <http://medlineplus.gov/spanish/>.

Ministerio de Trabajo y Asuntos Sociales. Centro Estatal de Autonomía Personal y Ayudas Técnicas [en línea]. Disponible en <http://www.ceapat.org/glosario.do>.

Navarro, E., e I. Beltrán (coords.) (2004): *Diccionario terminológico de ciencias médicas*, 13.ª ed. Barcelona: Masson.

Navarro, F. A. (2005): *Diccionario crítico de dudas inglés-español de medicina*, 2.ª ed. Madrid: McGraw-Hill Interamericana.

Organización Mundial de la Salud [en línea]. Disponible en <http://www.who.int/es/>.

Stedman, T. L. (1994): *Diccionario de ciencias médicas*, 25.ª ed. Madrid: Médica Panamericana.

Applying a linguistic analysis model for identifying specialised texts: The example of the clinical history

Esperanza Macarena Pradas Macías, University of Granada
María-José Varela Salinas, University of Malaga

1. Introduction

Translation in the scientific field is not of great demand in the translation and interpreting market in the German/Spanish language combination. One of the most important reasons is the use of English as a *lingua franca* to communicate results in specialised fields, both in oral discourses and written texts.

In the field of medicine, nevertheless, there has always been a demand of translation from German into Spanish and *vice versa*. This demand arises from a social reality. Many German citizens choose Spain to live when they retire, and the economic crisis has caused a new migration wave from Spanish professionals to Germany.

The need for translation and interpreting services arises specially in the healthcare sector, where medical reports are frequently translated and medical interviews usually interpreted. These translation and interpreting situations present different degrees of difficulty depending on the context. In addition, techniques considered in between, such as the sight translation, (translating a text orally while reading it) are widely demanded.

The typical medical consultation setting in a foreign country requires sight translation, because patients attending a healthcare appointment usually are accompanied by an interpreter, provided with the clinical history obtained in their home countries. It is therefore obvious there is a need for specific academic training in order to undertake these kind of assignments.

In this chapter we put forward the use of a linguistic analysis model that fits for the purpose of identifying specialised texts, in order to produce them adequately. It can also be useful as a teaching method to introduce students into translation and interpreting skills in specific areas such as healthcare.

The terminologist Cabré (1993 *apud* Cabré, 2002:22) makes a distinction between the two ways of understanding the concept of "specialised" in Translation Studies. In this article, we agree with the one described (*ibidem*) in the sense of specialised due to the text topic.

Terminology search is only one part of the translation process. The essential part of it, however, is to know how to approach the analysis of the features of written or oral texts in a specialized area (cf. Faber Benítez, 2009: 108), in order to proceed consequently and systematically in the translation or interpreting stage.

According to Ciapuscio and Kuguel (2002: 40), "producir un texto puede concebirse como un proceso complejo —básicamente un proceso de solución de problemas de distinto orden (Antos, 1982)—, que implica para el productor o hablante realizar elecciones y tomar decisiones de diferente naturaleza." This creation process becomes even more complex in translation and interpreting, where the target text creation is conditioned by the source text. The role of the translator and the interpreter is consequently, in some way, an indirect creation. Schmidt (1996: 427) maintains that this leads to a non-arbitrary relation between the source text (ST) and the target text (TT), where it usually is not possible to establish in advance the linguistic essence of this relation in a given situation:

> "Übersetzen ist eine Prozedur der Textherstellung, bei der einem ZS-Text — mit gebotener Vorsicht formuliert — ein QS-Text 'zugrunde liegt'. Zwischen dem QS-Text und dem ZS-Text besteht also eine nicht-arbiträre Beziehung. Es ist jedoch prinzipiell nicht möglich vorherzusagen, welcher Art die sprachliche Substanz dieser Beziehung im konkreten Fall sein muß bzw. kann."

To identify the specialisation degree and the recognition of the text features seems then mandatory for the production and even more for the translation of scientific texts. This process requires the fulfilment of many implicit tasks: understanding the ST, decision-making and production of the TT.

The required skills in order to fulfil these tasks are attainable by applying an automated analysis method. This proceeding might be more helpful in identifying and producing texts than the use of pre-established text tags found in the wide variety of classifications of specialised texts (cf. Göpferich, 1995).

The internet provides a useful source for documentation —frequently even a very systematic one (cf. Gutierrez Rodilla, 2001)— when it comes to produce a specialised text, but what is of utmost importance is to be aware what the search should be about, for what purpose and why. This is the starting point for our approach to a linguistic analysis model that serves to adequately recognise the actual specialisation degree and characteristics of a certain text.

The model proposed focuses on two German hospital discharge reports that presents the common structure of the so called 'clinical history'. It mainly consists of applying a set of text classification and revision criteria. Since it constitutes an efficient instrument for identifying the nature of the ST and its communicative intention, and to transfer it to the TT, it might also be appropriate for applying it in specialised translation lessons.

The goal is not to label a given specialised text, but definitely to detect crucial elements in the ST of a specialised area and to apply the 'equivalents' in the TT.

The linguistic analysis of the two hospital discharge reports (CH1 and CH2, see section 4) will make clearly visible why pre-established text tags are not efficient enough to raise awareness of coincident features between text types and forms (oral and written). It is not automatically apparent that the so tagged 'medical interview' corresponds to the oral form of the so tagged 'anamnesis' to a medical report.

Schmitt (2002: 61) even highlights the difficulty to clearly separate specialised texts from non specialised ones:

> "[…] ein typischer Durchschnittswert für den Fachwortanteil in Fachtexten (z. B. in Serviceliteratur) liegt jedoch bei 20% — der Rest sind sprachliche Elemente, die durchaus auch in normalen Texten vorkommen, die man spontan nicht als fachlich bezeichnen würde. Entsprechend schwierig ist die Abgrenzung von Fachtexten (und damit auch der Fachübersetzungen) gegenüber den

nichtfachlichen Texten (und deren Übersetzungen), die oft als gemeinsprachlich bezeichnet werden: [...]."

The linguistic analysis model, in fact, enables to approach the essential characteristics of a given specialised text and to transfer them to the TT following the requirements of the micro and macrostructure.

2. Textual identification and revision criteria

Mayor Serrano (2007: 124) sustains that one of the most frequent goals within the training framework of "specialised translation" is the acquisition of the required skills for identifying, typifying, rewriting and defining the text of a certain typology. However, the author also claims (*ibidem*) that sometimes this process is reduced to a simple matching the text with a given classification. She consequently dedicates her article to the attempt to unravel the confusion of categories. Aumüller (2014: 2), in fact, explains that even the "notion" of text type is meant to characterize entire texts, sometimes not; [...]". In our opinion this is a clear proof of the difficulty to establish any text classification, selection or taxonomy in the area of specialised translation. The failure to coincide just in trying to come to a unique denomination of the text categories proves how difficult it is.

The disposal of a universal text classification, however, would undoubtfully be the ideal starting point to the production and translation of texts in a specialised area. Nevertheless, the overlapping of texts, tightly connected with the failure to neatly order specialised knowledge, is possibly one of the reasons for the nonexistence of such universal classification.

A further explanation for its nonexistence is, moreover, the nature of human communication itself: one sender can produce the same messages orally and/or in a written form, but despite the coincidences, well defined differences will also appear. The actual differences of the communicative situation, however, put an end to common elements in the sociocultural and linguistic criteria. Pöchhacker (1994: 48) spotlights, in fact, the withdrawal in oral communication of the neat separation in written texts between sender and recipient. The reason for it (*ibidem*) is the likely role changing between sender and recipient in an orally produced communicative situation. That is why the attempt to establish *a priori* a text classification is definitely not a valid resource. Also Stolze (1999: 132) states the limitation in precisely distinguishing all type of texts. Palmer and Friedrich (2014) sustain that "most texts are in fact a mix of passages of different types". And, last but not least, actually text types are in continuous evolution and therefore modifiable.

Because of that, authors such as Fluck (1997: 132) propose to use a system to analyse the text, instead of trying to identify a pre-established text type. This position does not contradict the usefulness some researchers maintain regarding text classification in order to identify and proceed adequately in text production (e.g. Feams, 1996). But using tags with fixed features and conventions has the risk of strungling the production from its beginning. Taking analysis as a starting point, however, supports the relevance of first learning to identify the macro and microstructure of a text.

A way to reach a flexible analysis, not conditioned by universality, is a very precise definition of the specialised area with the purpose of neatly determining its senders and recipients, as well as the relations between them. The awareness of this flexibility in text analysis enables to create a complete (oral and written) corpus of a specialised field and to recognise the variety of strategies for the specialised text production.

2.1. Application of sociocultural criteria

The proposed linguistic analysis model adapts a given classification of senders and recipients in the automotive field (Jiménez Hurtado and Pradas Macías, 2003) to the medical area.

The guiding principle starts by establishing the sociocultural criteria that determine the communicative situation, namely, the social or interpersonal dimension. The perspective of senders and recipients will be the red thread while pursuing a typology of them in a specialised area.

After the typology is built, the next step is the organisation of the relations between them, according to their probability of occurrence, with a well-founded view on the social relation between each of the participants involved (cf. Jiménez Hurtado and Pradas Macías, 2006).

The social relation is determined by the following elements: sociocultural origin, influence of the academic and ideological status, level of trust, power relation (information grading and effect of the speech act), strategies of politeness, always present in social relations and, finally, anonym relation if the sender is partly or completely unknown.

Once finished the list of relations, the following step is the analysis of the communicative situation, closely related to primary and secondary speech acts in a text. This procedure should lead to recognise the primary function of the text and its coded speech acts, in order to determine the topic and the horizontal structuring towards related disciplines.

2.2. Application of linguistic criteria

After analysing the sociocultural criteria, the next step is to observe the linguistic criteria that govern the text, both directly and indirectly, and are linked to the linguistic sign.

Jiménez Hurtado and Pradas Macías (2003) propose to analyse first:

- suprasentential or textual nature regarding the text coherence,
- rhetoric structure of the text,
- superstructure,
- general concepts of textuality,
- respect regarding the information expectations, and
- conventions applied on the text type.

Secondly, the following aspects will be addressed:
- syntactic nature with regard to the prototypical phraseological units of a given text that respond to precise speech acts and politeness strategies,
- forms of personal calling or denomination that are common in a certain text type,
- personal pronouns,
- type of information,
- type of sentence,
- perspective,
- amount of information in any sentence, and
- verbs and nouns.

Finally, criteria of lexical nature are observed:
- degree of abstraction of the lexeme,
- abbreviated structure,
- nomenclature,
- acronyms,
- nominalisation,
- denomination variation,
- explanation in brackets,
- cultural metaphors,
- medical expression habits,
- conceptualisation perspective, and
- elements of multidimensionality such as images or graphics.

2.3. Application of quality criteria

The criteria for text identification allow to discover and adapt the communicative function of texts. They should always go together with the criteria used for text revision, not only in the translation and interpreting processes, but also in the production of specialised source texts. Göpferich (2001: 121) defines text quality as the degree of the fulfillment of the communicative function:

> "Die Qualität eines Textes – und damit auch seine Verständlichkeit als ein Qualitätsfaktor – kann nicht unabhängig von seiner kommunikativen Funktion bestimmt werden; vielmehr kann die Textqualität geradezu definiert werden als der Grad, in dem der Text seine kommunikative Funktion erfüllt. [...] Die kommunikative Funktion kann aufgefaßt werden als eine komplexe Bezugsgröße, die sich zusammensetzt aus a) dem Zweck des Textes, b) seine Adressaten und c) seinem Sender."

Göpferich (*ibidem*: 125) also establishes the way to obtain the frame to assess TT adequacy:

> "Mit den Auftragsdaten (kommunikative Funktion, bestehend aus Zweck, Adressaten und Sender), den Textproduktions-Eckdaten (mentales Denotatsmodell, mentales Konventionsmodell, Medium und juristische und redaktionelle Richtlinien) sowie den zwischen ihnen bestehenden Determinationsverhältnissen steht der Bezugsrahmen für die Produktion und Bewertung von Texten fest."

Quality criteria are used to revise the adequacy of the TT. Nevertheless, it is very useful to keep them in mind as a red thread to produce an adequate text from the beginning of the process. This leads, accordingly, to recommend the use of Göpferich's revision criteria (2000).

3. The clinical history: topic oriented and defined by communication manner

3.1. Definition and general structure

The clinical history enclosed in the medical field is not a single text type *per se*. It can be considered to include various text types[1] in one, such as the medical report, the admission report, the examinations report, the prescription, the hospital discharge report, etc. Sosa Iudicissa *et al.* (2001: 164) define the traditional clinical history as the attempt to collect in a file the whole relevant medical information of a patient:

> "En su concepción tradicional, la historia clínica en papel, contenida en unas carpetas como colección de anotaciones, exploraciones, estudios complementarios, electrocardiogramas, radiografías, etc. intentaba reunir toda la información relevante que surge de la intervención de diversos especialistas y servicios de diagnóstico y tratamiento como consecuencia de su acción sobre un determinado paciente, a lo largo del tiempo."

The structure of the clinical history can roughly be divided into subjective and objective data. A closer look, however, highlights at least eight clear parts regarding the personal and the administrative data, the anamnesis, the examination, the results, the diagnosis, the treatment, the evolution and the epicrisis. Nevertheless, what basically characterises the structure is the fact that it is determined by the medical situation, the evolution of the disease, the progress of the patient and his or her needs. In this sense, there can be various parts dedicated to different examinations and none to the epicrisis.

The specific medical field also has an important impact on the structure. A clinical history that describes a physical disease will probably include parts of examinations with medical equipment that are implausible in a psychical clinical his-

---

[1] Text genre typology has been widely discussed by many authors, and there is still no agreement about it. We don't want to deepen this topic in our contribution, but will use the concept 'text type' focussing more on the text function.

tory. These differences will be noticeable also in the use of the language, in the vocabulary and in the sentence structure.

3.2. The psychical and psychiatric clinical history

The clinical history of a patient with a psychical or psychiatric disease is called dynamic psychiatric history by Loeb *et al.* (2004: 214). These authors (*ibidem*) spotlight the following parts as specific of this type of history: the reason and the way of the medical consultation[2]; how and why the treatment will be applied; how the patients perceive their own disease, and a part with further possibly important data to understand and/or treat the patient.

There is another relevant difference also in the diagnosis of the psychical and psychiatric history, because, unlike in the ICD[3]-diagnosis in other fields, here it is never 'closed' but continuously under revision. It is called psychodynamic hypothesis and is usually described in a separate document, in order not to reveal this information, if it is not required.

The most important difference, nevertheless, compared to the physical clinical history is that absolutely confidential contents should even neither be registered.

According to our experience translating psychiatric clinical histories, we would say that a further specific characteristic of them is that other key informants usually contribute to the patients' anamnesis.

3.3. The medical interview as source of the anamnesis

The medical interview is a keystone for the doctor to create the anamnesis. It is therefore the only part in the medical history records that is written in reported speech. Probably this oral background, together with a lack of objective examinations, is what explains the fact that the diagnosis is never 'closed' in the psychical and psychiatric history.

---

[2] They are also present in the physical clinical history, but not in such an extensive manner.
[3] ICD – International Classification of Diseases. See also http://www.who.int/classifications/icd/en/.

According to Madfes' definition (2005), the success of the medical interview depends on the communication ability of the health professionals. The proper exploration to recognise the way the patient thinks, feels and perceives, should lead to the collection of adequate data, which permits the identification of problems and the evaluation of the changes in the patient (cf. Tercedor Sánchez et al., 2014: 95). The data should refer to the health membership, the personal data such as the name and the address, the reason for the medical consultation, the current state of the patient's health, the previous personal and familiar anamnesis, previous examinations and the patient's profile.

The medical interview is therefore essential at least for various parts of the clinical history, namely the personal and administrative data and the anamnesis.

The fact that these parts, specifically the anamnesis, have an oral origin is not too relevant in the case of translation, but it is very important in the case of an interpretation. In an interpreting situation the power relations between the doctor and the patient are of great importance, because, in the worst case, the linguistic mediation will possibly increase an imbalanced power relation in the conversation.

Madfes sustains (2005) that this "so called structural authoritarianism of the medical power"[4] is currently not so strong for medium or higher class population, but still important in other classes. In his opinion, that is due to the existence of clichés, the role distribution in the interview regarding questions and answers, and finally the concept of politeness when it comes to question the advice or opinion of the healthcare professional.

The interview can be divided into direct interview and indirect interview. Madfes describes (*ibidem*) the first one as a strongly structured interview where the healthcare professional makes short and specific questions to obtain data about the disease. The second one differs in that the patient leads the conversation and the healthcare professional has the option to ask questions to obtain more specific data.

---

[4] Our translation. http://www.press.uchicago.edu/books/lipson/honestcollege/citationfaq.html

Regardless of the interview type, the written register of the medical interview will always contain subjective information of the patient and never data objectively obtained by the healthcare professional. As we said before, the anamnesis as a written part of the clinical history will, therefore, highly differ from the rest.

German will always be using its conventional forms for reported speech, *Konjunktiv I* and *Konjunktiv II*. This is also of utmost relevance when translating clinical histories in the German/Spanish combination, since misinterpreting them as direct style will result in heavy sense errors in the Spanish TT.

'Anamnesis' is usually defined as an exploration to find out previous health problems. Its purpose is to access relevant information of the patients, of their family and of the environment they have been living in. It also pursues to recognise the patients' experiences including abnormal acts, feelings or emotional states observed by them or by other informants. Furthermore, the anamnesis should reflect precise data related to when the symptoms first appeared, their duration and previous treatments effect.

The anamnesis certainly aims to obtain all the possible information of a patient with the goal to identify present health problems through objective and subjective data. Previous physical and instrumental examinations, treatments or diagnosis are considered objective data, because they can be proved. The symptoms described by the patients are the sum of their impressions and feelings and consequently subjective. Sometimes also the impressions the healthcare professional has from the patient are included in the anamnesis.

4. Coincidences and differences between the clinical histories of the hospital discharge reports (CH1 and CH2)

This part explains the steps of the linguistic analysis model to identify a specialised text. It is carried out using two hospital discharge reports that sum up the clinical histories of specific patients. The first report comprises the clinical history (from now on CH1, see annex 1) related to a patient affected (at least at first glance) by a physical disease. The second report is the clinical history (from now on CH2, see annex 2) of a patient who presents symptoms of a psychical disorder.

4.1. Comparative analysis with regard to sociocultural criteria

First, the recipients of both texts have to be identified considering the social and interpersonal relationship determined by the medical field. The possible combinations or dimensions according to the criteria established by Jiménez Hurtado and Pradas Macías (2003) are: (1) a scientist and/or a doctor of the research field, (2) a doctor and/or lecturer in Medicine, (3) a doctor and/or lecturer in some professional healthcare training, (4) the patient and, lastly, (5) a non-expert interested in medicine.

The hospital discharge reports are letters addressed to colleagues and follow the usual conventions. Therefore, the indication of the recipients and the signatures at the end of both letters allow to identify the various senders (doctors with different charges and consequently different responsibility), and the recipient who is also a doctor (see table 1).

	CH1	CH2
ST sender	Two doctors (men)	Three doctors (1 man and 2 women)
ST recipient	A doctor (man)	A doctor (man)
TT recipients (depending on the translation assignment)	Man - woman Doctor / Medical expert / Patient /	Man - woman Doctor / Medical expert / Patient

Table 1: Sender and recipients in the CH1 and the CH2

A further comparison reveals no detectable differences in the sociocultural dimension between CH1 and CH2. The doctors share the same sociocultural background in both texts and have identical academic status. The ideological status is supposed to be similar. Trust level and power relation are balanced. The strategies of politeness are the prototypical for colleagues of the same specialised field.

CH1 1 and CH2 can be identified as hospital discharge reports, addressed to a doctor in form of a letter, and their content refer to the clinical history of two different patients.

The primary function in both is the exposition of the clinical history of the patients. The most important speech acts, taking the recipients of the ST, are describing and discussing.

Various elements in these reports permit the reader to recognise the topic. The visible presentation form shows they are both letters. The heading indicates they are sent from a sanitary institute, a hospital. The prototypical part where the name of the recipient usually appears indicates a name preceded by the short form of doctor (Dr.). The issue of the letter identifies the patient. The paragraph dedicated to the diagnosis enables to identify the patients' diseases and the specific medical field in accordance with them.

The diagnosis in CH1 makes also clear that the patient suffers from physical discomfort and disease: thoracic pain, hypertension and hypercholesterolaemia; a myocardial infarction is discarded. The main topic is then related to cardiology.

According to the diagnosis in CH2, the patient suffers from a psychotic disorder with depressive symptoms. The topic can be located then mainly in the field of psychology and psychiatry.

Both texts reflect clinical histories and are therefore included in the major field 'medicine', although the particular medicine areas may differ widely.

4.2. Comparative analysis according to linguistic criteria

The hospital discharge reports could be linked to 'clinical history'. The analysis carried out so far, however, allows to see the different nature of these reports in the suprasentential and textual level, and consequently the inconvenience of an identical tagging.

The texts CH1 and CH2 could fit the denomination of 'clinical history' by Mayor Serrano (2007: 128) who mainly follows the text typology proposed by Muñoz (*apud ibidem*). In her classification it is identified as a type of text that starts by the medical questionnaire.

Nevertheless, we seriously doubt whether it does, because our texts also contain prototypical characteristics of a letter, and their final aim is a hospital discharge report. As the diagnosis is moved to the first part instead of the anamnesis, the prototypical structure of the clinical history is obviously altered.

The characteristic features of the clinical history, of the letter and of the hospital discharge report are then equally important while producing these texts or their translations.

Table 2 shows the linguistic characteristics of CH1 and CH2.

CH1	CH2
Letter and clinical history	Letter and clinical history
Structure:	Structure:
Heading (data of the sender),	Heading (data of the sender),
recipient (data of the recipient),	recipient (data of the recipient), 2nd recipient,
date (date of production),	
issue (data of the patient),	issue (data of the patient),
	diagnostic,
greeting to the recipient of the ST,	greeting to the recipient of the ST,
introduction (report about the patient),	introduction (report about the patient),
central part of the letter (clinical history, but the diagnosis and the treatment are moved to this initial	central part of the letter (hospital admission data, personal anamnesis, anamnesis of an informant,

part of the history); anamnesis,	anamnesis of the physiological state, anamnesis of the family, social anamnesis, somatic anamnesis, psychiatric anamnesis,
hospital admission data,	psychopatological data by admission, somatic state,
laboratory analysis, ECG,	laboratory analysis,
thoracic x-ray,	thoracic x-ray in two planes with date,
thoracic spine x-ray in two planes,	cranial CT with date,
abdominal sonography,	ECG with date,
epicrisis,	treatment and epicrisis,
closure,	closure,
signatures,	signatures,
charges of the signatories	charges of the signatories, annex

Table 2: Suprasentential and textual structure in CH1 and CH2

In this part of the analysis differences between CH1 and CH2 become manifest: the diagnosis is moved to the place where the anamnesis should appear and the anamnesis is widely subdivided in the case of CH2. Both respond to the prototypical conventions of a letter.

However, the paragraphs present great variation with regard to the outstanding parts of the clinical history and in the denomination of the parts that include similar information.

In CH1, the part containing information about the treatment and the evolution of the patient is called *Verlauf*, whereas in CH2 it is denominated *Therapie und Verlauf* (see annexes). In CH2, the titles of the examinations are always indicated with the date in which they were made and that is not the case in CH1. *Auf-*

nahmebefund is the denomination of the part related to the admission data in CH1 (see annex 1). CH2 dedicates two parts, *Aufnahmeumstände* y *Psychopathologischer Befund bei Aufnahme*, to reflect the same type of information (see annex 2).

In this comparison it is possible to observe that the expectations with regard to information clearly differ in CH1 and CH2. The greater extension of text dedicated to the anamnesis in CH2 indicates a much higher degree of subjective information proceeding from the medical interview than in CH1. The features of convention will also be different in various aspects in both texts.

Table 3 shows the results of the analysis of the syntactic criteria.

CH1	CH2
- Greeting and closure (Sehr geehrter Herr Kollege; mit freundlichen kollegialen Grüßen)	- Greeting and closure (Sehr geehrter Herr Kollege; mit freundlichen kollegialen Grüßen)
- Speech acts: describe (verbs that serve to describe the patient's discomfort, adjectives for the description of the visual examination and of that realised with equipment and the laboratory analysis), argument (verbs to argument the treatment with regard to the examination results)	- Speech acts: describe (verbs that serve to describe the patient's discomfort, adjectives for the description of the visual examination and of that realised with equipment and the laboratory analysis), argument (verbs to argument the treatment with regard to the examination results), contribute to the hypothesis (verbs that reflect informants' impression about the patient)
- Apellation: regarding the patient, with regard to other participants in the situation (healthcare professionals) and sender related (in	- Apellation: regarding the patient, with regard to other participants in the situation (healthcare professionals and other informants)

CH1	CH2
plural because the complete medical team is meant)	and sender related (in plural because the complete medical team is meant)
- No impersonal pronoun	- Impersonal pronoun (man)
- Rare use of principal clauses with or without relative clauses (anamnesis and epicrisis)	- Wide use of principal clauses with and without relative clauses (anamnesis and epicrisis)
- Abundant presence of descriptive enumeration with nouns and adjectives (visual examination, examination with equipment and laboratory analysis)	- Rare use of descriptive enumeration with nouns and adjectives (visual examination, examination with equipment and laboratory analysis)
- Reported speech scarcely present	- Frequent reported speech
- Wide use of direct style	- Scarce use of direct style
- Abundant use of short sentences	- Many long sentences
- Frequent use of nouns and adjectives	- Abundant use of verbs and nouns

Table 3: Syntactic criteria in CH1 and CH2

The criteria of lexical nature are summed up in table 4.

CH1	CH2
- High abstraction degree of the lexeme	- Medium abstraction degree of the lexeme
- Wide use of short forms, nomenclature and acronyms	- Moderate use of short forms, nomenclature and acronyms
- Use of nominalisation	- Non frequent use of nominalisation
- No variation in naming	- Variation in naming
- No explanation in brackets	- Explanation in brackets
- No cultural metaphors	- Presence of cultural metaphors
- No personal medical expressions	- Use of personal medical expressions
- Abundant use of concepts	- Moderate use of concepts
- Multidimensional elements scarcely present	- Multidimensional elements scarcely present

Table 4: Lexical criteria in CH1 and CH2

5. Applicability of revision criteria for the adequacy in specialised texts

The text revision criteria are of relevance not only for translation, but also for the analysis and the comprehension of the ST. The production of an error such as spelling mistakes, errors in syntax or gender affects sometimes directly the text comprehension. These criteria will evidently help to check the textual coherence of any ST and specifically of a translated TT.

5.1. Adequacy in translation with regard to sociocultural criteria

The application of the revision criteria in CH1 and CH2 reveals that the sender/recipient category shares the characteristics of the second dimension (see section 2), a doctor and/or lecturer in Medicine, and that in both texts we stand before a high abstraction degree. It enables to determine that if these texts have to be translated, the final recipients can differ from those of the ST (see section 4).

The translation assignment influences in an essential manner on the identification of the recipient. Keeping this importance in mind is determinant to establish the abstraction degree.

In both reports, CH1 and CH2, the doctors share the sociocultural origin, the academic status, and perhaps the ideological one. The trust level and the power relation of senders and recipients are balanced. The strategies of politeness will respond to the commonly used between field colleagues.

The communicative situation in the translated texts, can be, in contrast to the STs, completely different. The degree of abstraction requires perhaps its reduction to a minimum if the TT recipient pertains to the fourth dimension, the patient.

The communicative situation, even if the topic is shared, changes completely depending on the translation assignment. Translating the text for a medical expert leads to a completely different aim of the TT. The goal is then administrative and not medical at all.

Moreover, sharing the specialised field of medicine (CH1 and CH2) derives in a completely different text treatment depending on the particular topic determined by the patients' disease. This fact will specifically affect the syntactic and lexical text conventions.

The edition varies widely, even though both texts are hospital discharge reports that contain clinical histories, regardless the linguistic conventions of the target language (see section 4).

Although both reports share the relevant speech acts (describing and discussing), in CH1 objective data prevail, whereas in CH2 the subjective data are the most important.

5.2. Adequacy in translation with regard to textual and linguistic elements influencing comprehension

The textual nature of both hospital discharge reports corresponds principally to the clinical history (see section 2). The adequacy begins, therefore, in the decision to automate the translation of the titles of the parts with identical information type. Translating the titles of their different parts reproducing their non-coincident denomination (see examples in section 4) promotes an undesirable multi-denomination of parts of the same nature.

The syntactic and lexical natures differ depending on the specific topic in the medicine field. CH1 and CH2 present syntactic and lexical variations (see 4.2 and 4.3) because they reflect completely different medical specialisation areas, cardiology and psychiatry.

These fundamental differences in the text production are also present in the conventions of the target language. The adequacy, when it comes to translation, requires to keep an eye on the fact that a physical or a psychical/psychiatric disease is described. In CH1 the lexical searching should concentrate on 'equivalents' for nouns and adjectives. The precision in CH2 will be reached by being very exact in the translation of verbs and nouns.

5.3. The ICD as documentation source to reach precision in the translation of clinical histories

The ICD is a valuable instrument for translation. It helps during the documentation and lexical search process. This classification, translated into 43 languages, contains the diseases organised by codes.

The diagnosis usually reflects the code of the disease. This disease coding facilitates the access of the correct disease denomination in the target language.

Moreover, the ICD offers a short disease description that also helps to understand the concept. The ICD is under continuous revision. Many countries are using its 11th version whereas others still apply ICD-10 or even ICD-9. It is then of relevance for the translation process to bear in mind which ICD version is used in the ST: ICD-9, ICD-10 or ICD-11. They are easily recognizable since each one uses its own coding.

Finally, the adequacy also depends on the correct application of the syntactic conventions. In order to fit this purpose, it is important to identify the degree of abstraction and the communicative function of the ST. The use of short sentences in the part related to the anamnesis is as inadequate as the use of long ones in the rest of the parts of the clinical history (see section 4).

6. Conclusions

The comparison between CH1 and CH2 clearly reveals the differences that arise from the communicative situation and also from the particular topic. These differences will have consequences for the text structure, the vocabulary and the syntax.

The applied linguistic analysis model turns out to be then a practical instrument to identify the nature of the specialised text and to recognise its textual criteria in both languages involved in the translation process. Finally, it contributes to raise awareness of unsuitable elements in a specialised ST in order not to transfer them into the TT. As a result, this model facilitates the aim of any specialised text production: its adequacy.

7. References

Aumüller, Matthias (2014). "Text types". In: Hühn, Peter et al. (eds.): *The living handbook of narratology*. Hamburg: Hamburg University. URL = http://www.lhn.uni-hamburg.de/

Cabré Castellví, María Teresa (2002). "Textos especializados y unidades de conocimiento: metodología y tipologización (I)." In: Mª Teresa Fuentes Morán & Joaquín García Palacios (eds.). *Texto, terminología y traducción*. Salamanca: Ediciones Almar, 15-36.

Ciapuscio, Guiomar e Inés Kuguel (2002). "Hacia una tipología del discurso especializado: aspectos teóricos y aplicados. In: Mª Teresa Fuentes Morán & Joaquín García Palacios (eds.). *Texto, terminología y traducción*. Salamanca: Almar. 37-73.

Faber Benítez, Pamela (2009). "The cognitive shift in terminology and specialized translation." In: *MonTI* 1, 107-134.

Fearns, Anneliese (1996). "Textsorten als didaktische Chance für die Fachsprachen-Vermittlung." In: Hartwig Kalverkämper, Klaus Dieter Baumann (Hg.). *Fachliche Textsorten, Komponenten, Relationen, Strategien*. Tübingen: Forum für Fachsprachen-Forschung 25, 501-537.

Fluck, Hans-Rüdiger (1997). *Fachdeutsch in Naturwissenschaft und Technik*. Heidelberg. Julius Groos Verlag.

Göpferich, Susanne (1995). *Textsorten in Naturwissenschaften und Technik. Pragmatische Typologie – Kontrastierung – Translation*. Tübingen: Gunter Narr.

Göpferich, Susanne (2000): "Textkritik als Mittel zur Verbesserung der Textproduktionskompetenz angehender Technischer Redakteure, vorgeführt am

Beispiel einer Kundeninformationsbroschüre der Volkswagen AG." In: *Fachsprache/International Journal of LSP* 3-4: 106-132.

Göpferich, Susanne (2001). "Von Hamburg nach Karlsruhe: Ein kommunikationsorientierter Bezugsrahmen zur Bewertung der Verständlichkeit von Texten." In: *Fachsprache,* 23, 3-4, 117-138.

Gutierrez Rodilla, Bertha M. (2001). "Recursos internéticos relacionados con el lenguaje médico español." In: *Panace@*, 2, 6, 73-82.

Jiménez Hurtado, Catalina y Pradas Macías, E. Macarena (2006). "La formación del redactor técnico en el ámbito de la automoción en español: implicaciones didácticas." In: Fuentes Morán, María Teresa; Torres del Rey, Jesús (eds.). *Nuestras palabras: entre el léxico y la traducción.* Madrid / Frankfurt, 2006, Iberoamericana / Vervuert, 57 - 70.

Jiménez Hurtado, Catalina & Pradas Macías, E. Macarena (2003). "El texto semiespecializado en el ámbito de la automoción: Hacia la descripción de un modelo cultural." In: *Actas de las II Jornadas de traducción e interpretación alemán-español, español-alemán. Facultad de Traducción y Documentación.* Universidad de Salamanca, 122-139.

Loeb, Pierre et al. (2004). "Die hausärztliche Krankengeschichte. Qualitätszirkel-Arbeit zur Erarbeitung von Guidelines für eine verbesserte Dokumentation der ambulanten, speziell psychosomatischen Krankengeschichte." In: *PrimaryCare*, 11, 4, 212-219.

Madfes, Irene (2005). "La regulación del poder en la entrevista médico-paciente." In: http://www.surrey.ac.uk/LIS/Spanish/simposio/resumen-MADFES.htm .

Mayor Serrano, María Blanca (2007). "La importancia de la tipología textual pragmática para la formación de traductores médicos." In: *Panace@* 26, 124-137.

Palmer, Alexis & Friedrich, Annemarie (2014). "Genre distinctions and discourse modes: Text types differ in their situation type distributions." In: Elena Cabrio, Serena Villata and Adam Wyner (eds.): *Frontiers and Connections between Argumentation Theory and Natural Language Processing.*

Proceedings of the Workshop on Frontiers and Connections between Argumentation Theory and Natural Language Processing in Forlì-Cesena, Italy, July 21-25, 2014. http://ceur-ws.org/Vol-1341

Schmidt, Heide (1996). "Der übersetzungsorientierte Vergleich textsortentypischer Makrostrukturen." In: Hartwig Kalverkämper, Klaus Dieter Baumann (ed.). *Fachliche Textsorten, Komponenten, Relationen, Strategien.* Tübingen: Forum für Fachsprachen-Forschung 25, 424-428.

Schmitt, Peter A. (2002). "Fachübersetzen – eine Widerlegung von Vorurteilen." In: Best, Joanna & Kalina, Sylvia (eds.). *Übersetzen und Dolmetschen,* Tübingen und Basel: A. Francke, 60-73.

Sosa Iudicissa, M., Reig Redondo, J. García-Santesmases, P. & Monteagudo Peña, JL. (2001). "Los nuevos retos de la historia clínica electrónica y los estándares europeos." In: *Papeles Médicos* 10, 4, 164-169.

Stolze, Radegundis (1999). *Die Fachübersetzung. Eine Einführung.* Tübingen: Gunter Narr.

Tercedor Sánchez, Mª Isabel; López Rodríguez, Clara Inés & Prieto Velasco, Juan Antonio (2014). "También los pacientes hacen terminología: retos del proyecto VariMed." In: *Panace@* 15 (39), 95-102

Annex 1[5]

CH1 – Hospital discharge report

[Name of the hospital] [Logo of the institute]
Innere Abteilung
Chefarzt Dr. med. ...

[Name of the hospital   Post office box   Postal code   Location]

 [Address]
Herr ... [Recipient] [Telephone number]
[Address]

[Location and Postal code] [Fax number]
 [Internal telephone number]
 [Date[6]]Nm/Sf
 E.S.[7] [Date]

Betr.: Herrn R., geb. 20.7.19[..], wohnhaft: [Adress, Postal code and location]
Sehr geehrter Herr Kollege,

---

[5] Authentic text. Authorised use. Because of professional ethics, personal data, names of institutes and locations as well as the dates have been changed or omitted (data in English and italics). Original type errors in German mantained.
[6] The abbreviations correspond to the name of the person that dictates the letter and the one who types it.
[7] Latin abbreviation with reference to the date of dictation.

wir berichten über o.g. Patienten, der sich vom 7.1.20.. bis 20.1.20.. in unserer stationären Behandlung befand.

Diagnosen:

-Thoracale Schmerzsymptomatik, Ausschluß Myokardinfarkt.

-Hypercholesterinämie.

-Arterielle Hypertonie.

Therapievorschlag:

-Beloc mite 1/2-0-1/2.

-ASS 100 1x1.

-Gevilon 0-0-1.

-Adalat 10 2x1.

Anamnese: Der Patient klagt bei Aufnahme über stärkste linksthorakale Schmerzen, die in den Rücken und linken Arm ausstrahlen und auf 3 Hub Nitro etwas geringer geworden seien. Diese Beschwerden sind seit ca. sieben Monaten bekannt, weshalb der Patient in Italien und auch im [XXX]hospital bereits mehrfach abgeklärt worden sei.

Aufnahmebefund: 62 Jahre alter Patient in ordentlichem AZ und adipösem EZ, keine Zyanose, keine Ödeme, suffiziente Atmung, RR 110/90 mm Hg, Puls 78/min., regelmäßig, Herztöne leise, Aktion rhythmisch, keine Geräusche, Pulmo auskultatorisch und perkutorisch o.B. Druckschmerz im Bereich der mittleren BWS mit paravertebralem Hartspann, grob neurologisch o.B.

Labor: CK 80 U/l (29), BSG 16/44 mm n.W.; Gesamtcholesterin 278 (288); HDL 26 (29); Triglyceride 220 mg/dl (178); übrige Routinewerte im Normbereich.

EKG: Sinusrhythmus, Frequenz 75/min., Linkstyp, hoher ST-Abgang in V1 bis V3, RS-Umschlag in V6, R-Verlust von V1 bis V5.

Röntgen-Thorax: Unauffälliger Befund im einsehbaren Lungenbereich, hochgedrängtes, aortal konfiguriertes Herz mit unauffälligem Gefäßband.

Röntgen-BWS: in 2 Ebenen: Noch normale Höhe der Einzelwirbelkörper/Zwischenkörperräume. Beginnende rechtskonvexe Skoliose im BWS-LWS-Übergang bei weitgehend normaler Haltung.

Oberbauchsonographie: Kleine Nierenzyste, sonst unauffälliger Abdominalstatus.

Verlauf: Wir nahmen Herrn R. mit pectanginösen Beschwerden zum Ausschluß eines akuten Myocardinfarktes stationär auf. Sowohl enzymatisch als auch im EKG fanden sich keine Hinweise auf ein frisches Infarktgeschehen. Im EKG aber deutliche Hinweise auf einen abgelaufenen Anteroseptalinfarkt. Im Labor auffällig eine Hypercholesterinämie bei niedrigem HDL- und hohem LDL-Anteil. Als weiterer Risikofaktor liegt bei dem Patienten eine Adipositas vor. Auch die weiteren EKG-Kontrollen zeigen im wesentlichen unveränderte Befunde. Eine durchgeführte Aufnahme der BWS in 2 Ebenen zeigt höchstens leichte degenerative Veränderungen, die als Ursache der Schmerzsymptomatik mit in Betracht zu ziehen sind. Wie die vorliegende Befunde aus Rom und dem [XXX]hospital zeigen, kann eine KHK nicht bestätigt werden. Es liegt nur eine arterielle Hypertonie bei Linksherzhypertrophie vor, die therapeutisch im Vordergrund zu sehen ist. Die im EKG zu sehende Narbe eines Anteroseptalinfarktes findet kein passendes Korrelat in der Coronar-Angiographie und im Myocard-Szintigramm. Laut Aussage der Cardiologen des [XXX]hospitals könnte es sich bei dem Patienten um den seltenen Fall einer akuten Coronar-Thrombose mit anschließendem Infarkt und vollständiger fibrinolytischer Wiedereröffnung des Gefäßes auf natürlichem Wege handeln. Wir verweisen im übrigen auf die ausführlichen Briefe.

Wir verordneten neben Beloc mite, Adalat 10, ASS 100, worunter sich ein ordentlicher Blutdruck einstellte. Wegen der Hypercholesterinämie geben wir Gevilon 1 Tbl. Zur Nacht sowie eine cholesterinarme Diät. Außerdem empfahlen wir dem Patienten weitere Gewichtsreduktion.

Mit freundlichen kollegialen Grüßen,

Dr. med. M.   Dr.med. H.
Chefarzt der Inneren Abteilung Stationsarzt

Annex 2[8]

CH2 – Hospital discharge report

[Name of the hospital] [Logo of the hospital]

[Post office box]
[Postal code]
[Location]
[*Address*]

Psychiatrie

Prof. Dr. med. ...

Fax

Herr ... [*Telephone number*]

[Address]

[Location and postal code]

Ihre Nachricht

Unser Zeichen: Frau ...

Tel: 2345678910

Datum: 25.06.20.. (dik.: 1.06.20..)

Nachrichtlich: Frau Dr. med. ..., [*address, postal code, location*]

---

[8] Authentic text. Authorised use. Because of professional ethics, personal data, names of institutes and locations as well as the dates have been changed or omitted (data in English and italics). Original type errors in German mantained.

Betr.: Frau R., geb. 13.9.19[..], wohnhaft: [*address, postal code, location*], hier stationär vom 13.6.20.. bis 30.6.20...

Diagnosen: Verdacht auf Erstmanifestation einer psychotischen Störung mit depressiver Symptomatik (ICD 9: 295.7/ICD 10: F 23.11)

Sehr geehrter Herr Kollege,

Wir berichten über die o.g. Patientin, die sich im oben angegebenen Datum in unserer Klinik befand.

Aufnahmeumstände:

Die Patientin wurde am 13.6.20.. in unsere Klinik mit der Diagnose "Paranoide Psychose mit Suizidalität" eingewiesen. Die Patientin hatte Todes- und Verlorenheitsphantasien. Sie habe Vergiftungsängste und nehme deshalb keine Medikamente ein.

Eigenanamnese:

Die Patientin, von einem Bekannten begleitet, gab an, stets übergroße Angst zu haben, weil sie das Gefühl hätte alle mögen sie töten. Sie sagte niemandem mehr etwas zu bringen und wolle sterben.

Fremdanamnese von Herrn F.:

Herr F. der die Patientin in die Klinik begleitet hatte gab an die Patientin bis vor kurzem lebensfreudig erlebt zu haben. Doch danach sei sie des öfteren krank gewesen und zunehmend trauriger geworden. In der Arbeit hätte sie kein gutes Verhältnis mit den Kollegen.

Vegetative Anamnese:

Gewichtsverlust, Appetitlosigkeit, große Schlafstörungen. Kein Nikotin, keine Drogen, kein Alkohol.

Familienanamnese:

In [location] geboren, die erste von 3 Kindern. Der Bruder lebt in ... und die Schwester in ... Die Mutter sei gestorben als sie 15 war. Sie beendete gerade noch die Realschule. Danach hätte sie stets gearbeitet als Verkäuferin und als Kellnerin.

Sozialanamnese:

Frau R. verlor vor 4 Monaten ihre beste Freundin. Von da an ist sie nur für die Arbeit aus dem Haus gegangen. Die Geschwister hätten versucht ohne Erfolg sie zu ermuntern.

Somatische Anamnese:

Keine schwere Erkrankungen bekannt.

Psychiatrische Anamnese:

Sei negativ.

Psychopathologischer Befund bei Aufnahme:

Die Patientin war wach, in allen Qualitäten orientiert. Im Kontakt war sie freundlich, hilfesuchend. Auffassung, Merkfähigkeit, Konzentration und Aufmerksamkeit waren reduziert. Die Gedächtnisfunktionen waren unauffällig. Die Stimmung war bedrückt, affektlabil. Mimik und Gestik waren lebhaft, aber zeigten Verzweiflung. Psychomotorisch war sie ruhig. Der Antrieb etwas reduziert. Der formale Gedankengang war verlangsamt. Inhaltlich Beobachtungs- und Beziehungsgedanken.Es bestanden keine optische und akustische Halluzinationen. Suizidgedanken konnten nicht ausgeschlossen werden.

Somatischer Status:

Der internistische und neurologische Untersuchung ergab keinen pathologischen Befund.

Labor:

BSG 7/14 mmm n. W. Schilddrüsenhormone knapp oberhalb des Normbereiches. Alle übrigen Laborparameter entnehmen Sie bitte dem beigefügten Ausdruck.

Röntgen-Thorax in zwei Ebenen vom 15.6.20..:

Differentialdiagnostisch postspezifisches Residuum. Herz und Gefäßband ansonsten unauffällig.

Schädel-CT vom 20.6.20..:

Normales Schädel-CT.

EKG vom 15.6.20...:

Regelmäßiger Sinusrhythmus. Linkstyp. Kein pathologischer Befund.

Therapie und Verlauf:

Unter Haldol und Tavor besserte sich das depressive psychotische Bild. Die Patientin war die ersten zwei Tage noch etwas verzweifelt wirkend, doch danach wirkte sie gelöster, schwingungsfähig und redete bald sehr mit den Krankenschwestern. Vor ihrer Einweisung hatte sie Suizidgedanken und dachte niemandem mehr etwas zu bringen. Das Gefühl von Versteifung nahm mit der Therapie ab und die Patientin gab an wieder ein normales Körperempfinden zu haben.

Wir haben Frau R. am 30.6.20.. auf eigenen Wunsch in die Obhut ihres Bekannten entlassen und ambulante Betreuung empfohlen.

Mit freundlichen kollegialen Grüßen

Prof. Dr. S.   Dr. Bu.   Dr. B.
Ärzlicher Direktor   Oberärztin   Ärztin im Praktikum

Anlage

TRANSÜD. ARBEITEN ZUR THEORIE UND PRAXIS DES ÜBERSETZENS UND DOLMETSCHENS

Die Bände 1 bis 5 sind bei der Peter Lang GmbH erschienen und dort zu beziehen.

Band 6   Przemysław Chojnowski: Zur Strategie und Poetik des Übersetzens. Eine Untersuchung der Anthologien zur polnischen Lyrik von Karl Dedecius. 300 Seiten. ISBN 3-86596-013-8

Band 7   Belén Santana López: Wie wird *das Komische* übersetzt? *Das Komische* als Kulturspezifikum bei der Übersetzung spanischer Gegenwartsliteratur. 456 Seiten. ISBN 978-3-86596-006-1. ISBN 3-86596-006-5

Band 8   Larisa Schippel (Hg.): Übersetzungsqualität: Kritik – Kriterien – Bewertungshandeln. 194 Seiten. ISBN 978-3-86596-075-7

Band 9   Anne-Kathrin D. Ende: Dolmetschen im Kommunikationsmarkt. Gezeigt am Beispiel Sachsen. 228 Seiten. ISBN 978-3-86596-073-3. ISBN 3-86596-073-1

Band 10 Sigrun Döring: Kulturspezifika im Film: Probleme ihrer Translation. 156 Seiten. ISBN 978-3-86596-100-6. ISBN 3-86596-100-2

Band 11 Hartwig Kalverkämper: „Textqualität". Die Evaluation von Kommunikationsprozessen seit der antiken Rhetorik bis zur Translationswissenschaft. ISBN 978-3-86596-110-5

Band 12 Yvonne Griesel: Die Inszenierung als Translat. Möglichkeiten und Grenzen der Theaterübertitelung. 362 Seiten. ISBN 978-3-86596-119-8

Band 13 Hans J. Vermeer: Ausgewählte Vorträge zur Translation und anderen Themen. Selected Papers on Translation and other Subjects. 286 Seiten. ISBN 978-3-86596-145-7

Band 14 Erich Prunč: Entwicklungslinien der Translationswissenschaft. Von den Asymmetrien der Sprachen zu den Asymmetrien der Macht. 442 Seiten. ISBN 978-3-86596-146-4 (vergriffen, siehe Band 43 der Reihe)

Frank & Timme

TRANSÜD. ARBEITEN ZUR THEORIE UND PRAXIS DES ÜBERSETZENS UND DOLMETSCHENS

Band 15   Valentyna Ostapenko: Vernetzung von Fachtextsorten. Textsorten der Normung in der technischen Harmonisierung. 128 Seiten. ISBN 978-3-86596-155-6

Band 16   Larisa Schippel (Hg.): TRANSLATIONSKULTUR – ein innovatives und produktives Konzept. 340 Seiten. ISBN 978-3-86596-158-7

Band 17   Hartwig Kalverkämper/Larisa Schippel (Hg.): Simultandolmetschen in Erstbewährung: Der Nürnberger Prozess 1945. Mit einer orientierenden Einführung von Klaus Kastner und einer kommentierten fotografischen Dokumentation von Theodoros Radisoglou sowie mit einer dolmetschwissenschaftlichen Analyse von Katrin Rumprecht. 344 Seiten. ISBN 978-3-86596-161-7

Band 18   Regina Bouchehri: Filmtitel im interkulturellen Transfer. 174 Seiten. ISBN 978-3-86596-180-8

Band 19   Michael Krenz/Markus Ramlow: Maschinelle Übersetzung und XML im Übersetzungsprozess. Prozesse der Translation und Lokalisierung im Wandel. Zwei Beiträge, hg. von Uta Seewald-Heeg. 368 Seiten. ISBN 978-3-86596-184-6

Band 20   Hartwig Kalverkämper/Larisa Schippel (Hg.): Translation zwischen Text und Welt – Translationswissenschaft als historische Disziplin zwischen Moderne und Zukunft. 700 Seiten. ISBN 978-3-86596-202-7

Band 21   Nadja Grbić/Sonja Pöllabauer: Kommunaldolmetschen/Community Interpreting. Probleme – Perspektiven – Potenziale. Forschungsbeiträge aus Österreich. 380 Seiten. ISBN 978-3-86596-194-5

Band 22   Agnès Welu: Neuübersetzungen ins Französische – eine kulturhistorische Übersetzungskritik. Eichendorffs *Aus dem Leben eines Taugenichts*. 506 Seiten. ISBN 978-3-86596-193-8

Frank & Timme

Verlag für wissenschaftliche Literatur

TRANSÜD. ARBEITEN ZUR THEORIE UND PRAXIS DES ÜBERSETZENS UND DOLMETSCHENS

Band 23   Martin Slawek: Interkulturell kompetente Geschäftskorrespondenz als Garant für den Geschäftserfolg. Linguistische Analysen und fachkommunikative Ratschläge für die Geschäftsbeziehungen nach Lateinamerika (Kolumbien). 206 Seiten. ISBN 978-3-86596-206-5

Band 24   Julia Richter: Kohärenz und Übersetzungskritik. Lucian Boias Analyse des rumänischen Geschichtsdiskurses in deutscher Übersetzung. 142 Seiten. ISBN 978-3-86596-221-8

Band 25   Anna Kucharska: Simultandolmetschen in defizitären Situationen. Strategien der translatorischen Optimierung. 170 Seiten. ISBN 978-3-86596-244-7

Band 26   Katarzyna Lukas: Das Weltbild und die literarische Konvention als Übersetzungsdeterminanten. Adam Mickiewicz in deutschsprachigen Übertragungen. 402 Seiten. ISBN 978-3-86596-238-6

Band 27   Markus Ramlow: Die maschinelle Simulierbarkeit des Humanübersetzens. Evaluation von Mensch-Maschine-Interaktion und der Translatqualität der Technik. 364 Seiten. ISBN 978-3-86596-260-7

Band 28   Ruth Levin: Der Beitrag des Prager Strukturalismus zur Translationswissenschaft. Linguistik und Semiotik der literarischen Übersetzung. 154 Seiten. ISBN 978-3-86596-262-1

Band 29   Iris Holl: Textología contrastiva, derecho comparado y traducción jurídica. Las sentencias de divorcio alemanas y españolas. 526 Seiten. ISBN 978-3-86596-324-6

Band 30   Christina Korak: Remote Interpreting via Skype. Anwendungsmöglichkeiten von VoIP-Software im Bereich Community Interpreting – Communicate everywhere? 202 Seiten. ISBN 978-3-86596-318-5

Band 31   Gemma Andújar/Jenny Brumme (eds.): Construir, deconstruir y reconstruir. Mímesis y traducción de la oralidad y la afectividad. 224 Seiten. ISBN 978-3-86596-234-8

Frank & Timme

Verlag für wissenschaftliche Literatur

TRANSÜD. ARBEITEN ZUR THEORIE UND PRAXIS DES ÜBERSETZENS UND DOLMETSCHENS

Band 32 Christiane Nord: Funktionsgerechtigkeit und Loyalität. Theorie, Methode und Didaktik des funktionalen Übersetzens. 338 Seiten. ISBN 978-3-86596-330-7

Band 33 Christiane Nord: Funktionsgerechtigkeit und Loyalität. Die Übersetzung literarischer und religiöser Texte aus funktionaler Sicht. 304 Seiten. ISBN 978-3-86596-331-4

Band 34 Małgorzata Stanek: Dolmetschen bei der Polizei. Zur Problematik des Einsatzes unqualifizierter Dolmetscher. 262 Seiten. ISBN 978-3-86596-332-1

Band 35 Dorota Karolina Bereza: Die Neuübersetzung. Eine Hinführung zur Dynamik literarischer Translationskultur. 108 Seiten. ISBN 978-3-86596-255-3

Band 36 Montserrat Cunillera/Hildegard Resinger (eds.): Implicación emocional y oralidad en la traducción literaria. 230 Seiten. ISBN 978-3-86596-339-0

Band 37 Ewa Krauss: Roman Ingardens „Schematisierte Ansichten" und das Problem der Übersetzung. 226 Seiten. ISBN 978-3-86596-315-4

Band 38 Miriam Leibbrand: Grundlagen einer hermeneutischen Dolmetschforschung. 324 Seiten. ISBN 978-3-86596-343-7

Band 39 Pekka Kujamäki/Leena Kolehmainen/Esa Penttilä/Hannu Kemppanen (eds.): Beyond Borders – Translations Moving Languages, Literatures and Cultures. 272 Seiten. ISBN 978-3-86596-356-7

Band 40 Gisela Thome: Übersetzen als interlinguales und interkulturelles Sprachhandeln. Theorien – Methodologie – Ausbildung. 622 Seiten. ISBN 978-3-86596-352-9

Band 41 Radegundis Stolze: The Translator's Approach – Introduction to Translational Hermeneutics. Theory and Examples from Practice 304 Seiten. ISBN 978-3-86596-373-4

Band 42 Silvia Roiss/Carlos Fortea Gil/María Ángeles Recio Ariza/Belén Santana López/Petra Zimmermann González/Iris Holl (eds.): En las vertientes de la traducción e interpretación del/al alemán. 582 Seiten. ISBN 978-3-86596-326-0

Frank & Timme

Verlag für wissenschaftliche Literatur

TRANSÜD. ARBEITEN ZUR THEORIE UND PRAXIS DES ÜBERSETZENS UND DOLMETSCHENS

Band 43   Erich Prunč: Entwicklungslinien der Translationswissenschaft. 3., erweiterte und verbesserte Auflage (1. Aufl. 2007 ISBN 978-3-86596-146-4). 524 Seiten. ISBN 978-3-86596-422-9

Band 44   Mehmet Tahir Öncü: Die Rechtsübersetzung im Spannungsfeld von Rechtsvergleich und Rechtssprachvergleich. Zur deutschen und türkischen Strafgesetzgebung. 380 Seiten. ISBN 978-3-86596-424-3

Band 45   Hartwig Kalverkämper/Larisa Schippel (Hg.): „Vom Altern der Texte". Bausteine für eine Geschichte des interkulturellen Wissenstransfers. 456 Seiten. ISBN 978-3-86596-251-5

Band 46   Hannu Kemppanen/Marja Jänis/Alexandra Belikova (eds.): Domestication and Foreignization in Translation Studies. 240 Seiten. 978-3-86596-470-0

Band 47   Sergey Tyulenev: Translation and the Westernization of Eighteenth-Century Russia. A Social-Systemic Perspective. 272 Seiten. ISBN 978-3-86596-472-4

Band 48   Martin B. Fischer/Maria Wirf Naro (eds.): Translating Fictional Dialogue for Children and Young People. 422 Seiten. ISBN 978-3-86596-467-0

Band 49   Martina Behr: Evaluation und Stimmung. Ein neuer Blick auf Qualität im (Simultan-)Dolmetschen. 356 Seiten. ISBN 978-3-86596-485-4

Band 50   Anna Gopenko: Traduire le sublime. Les débats de l'Église orthodoxe russe sur la langue liturgique. 228 Seiten. ISBN 978-3-86596-486-1

Band 51   Lavinia Heller: Translationswissenschaftliche Begriffsbildung und das Problem der performativen Unauffälligkeit von Translation. 332 Seiten. ISBN 978-3-86596-470-0

Band 52   Claudia Dathe/Renata Makarska/Schamma Schahadat (Hg.): Zwischentexte. Literarisches Übersetzen in Theorie und Praxis. 300 Seiten. ISBN 978-3-86596-442-7

Frank & Timme

Verlag für wissenschaftliche Literatur

TRANSÜD. ARBEITEN ZUR THEORIE UND PRAXIS DES ÜBERSETZENS UND DOLMETSCHENS

Band 53 Regina Bouchehri: Translation von Medien-Titeln. Der interkulturelle Transfer von Titeln in Literatur, Theater, Film und Bildender Kunst. 334 Seiten. ISBN 978-3-86596-400-7

Band 54 Nilgin Tanış Polat: Raum im (Hör-)Film. Zur Wahrnehmung und Repräsentation von räumlichen Informationen in deutschen und türkischen Audiodeskriptionstexten. 138 Seiten. ISBN 978-3-86596-508-0

Band 55 Eva Parra Membrives/Ángeles García Calderón (eds.): Traducción, mediación, adaptación. Reflexiones en torno al proceso de comunicación entre culturas. 336 Seiten. ISBN 978-3-86596-499-1

Band 56 Yvonne Sanz López: Videospiele übersetzen – Probleme und Optimierung. 126 Seiten. ISBN 978-3-86596-541-7

Band 57 Irina Bondas: Theaterdolmetschen – Phänomen, Funktionen, Perspektiven. 240 Seiten. ISBN 978-3-86596-540-0

Band 58 Dinah Krenzler-Behm: Authentische Aufträge in der Übersetzerausbildung. Ein Leitfaden für die Translationsdidaktik. 480 Seiten. ISBN 978-3-86596-498-4

Band 59 Anne-Kathrin Ende/Susann Herold/Annette Weilandt (Hg.): Alles hängt mit allem zusammen. Translatologische Interdepenzen. Festschrift für Peter A. Schmitt. 544 Seiten. ISBN 978-3-86596-504-2

Band 60 Saskia Weber: Kurz- und Kosenamen in russischen Romanen und ihre deutschen Übersetzungen. 256 Seiten. ISBN 978-3-7329-0002-2

Band 61 Silke Jansen/Martina Schrader-Kniffki (Eds.): La traducción a través de los tiempos, espacios y disciplinas. 366 Seiten. ISBN 978-3-86596-524-0

Band 62 Annika Schmidt-Glenewinkel: Kinder als Dolmetscher in der Arzt-Patienten-Interaktion. 130 Seiten. ISBN 978-3-7329-0010-7

Band 63 Klaus-Dieter Baumann/Hartwig Kalverkämper (Hg.): Theorie und Praxis des Dolmetschens und Übersetzens in fachlichen Kontexten. 756 Seiten. ISBN 978-3-7329-0016-9

Frank & Timme

TRANSÜD. ARBEITEN ZUR THEORIE UND PRAXIS DES ÜBERSETZENS UND DOLMETSCHENS

Band 64   Silvia Ruzzenenti: «Präzise, doch ungenau» – Tradurre il saggio. Un approccio olistico al *poetischer Essay* di Durs Grünbein. 406 Seiten. ISBN 978-3-7329-0026-8

Band 65   Margarita Zoe Giannoutsou: Kirchendolmetschen – Interpretieren oder Transformieren? 498 Seiten. ISBN 978-3-7329-0067-1

Band 66   Andreas F. Kelletat/Aleksey Tashinskiy (Hg.): Übersetzer als Entdecker. Ihr Leben und Werk als Gegenstand translationswissenschaftlicher und literaturgeschichtlicher Forschung. 376 Seiten. ISBN 978-3-7329-0060-2

Band 67   Ulrike Spieler: Übersetzer zwischen Identität, Professionalität und Kulturalität: Heinrich Enrique Beck. 340 Seiten. ISBN 978-3-7329-0107-4

Band 68   Carmen Klaus: Translationsqualität und Crowdsourced Translation. Untertitelung und ihre Bewertung – am Beispiel des audiovisuellen Mediums *TEDTalk*. 180 Seiten. ISBN 979-3-7329-0031-1

Band 69   Susanne J. Jekat/Heike Elisabeth Jüngst/Klaus Schubert/Claudia Villiger (Hg.): Sprache barrierefrei gestalten. Perspektiven aus der Angewandten Linguistik. 276 Seiten. ISBN 978-3-7329-0023-7

Band 70   Radegundis Stolze: Hermeneutische Übersetzungskompetenz. Grundlagen und Didaktik. 402 Seiten. ISBN 978-3-7329-0122-7

Band 71   María Teresa Sánchez Nieto (ed.): Corpus-based Translation and Interpreting Studies: From description to application/Estudios traductológicos basados en corpus: de la descripción a la aplicación. 268 Seiten. ISBN 978-3-7329-0084-8

Band 72   Karin Maksymski/Silke Gutermuth/Silvia Hansen-Schirra (eds.): Translation and Comprehensibility. 296 Seiten. ISBN 978-3-7329-0022-0

Band 73   Hildegard Spraul: Landeskunde Russland für Übersetzer. Sprache und Werte im Wandel. Ein Studienbuch. 360 Seiten. ISBN 978-3-7329-0109-8

Frank & Timme

Verlag für wissenschaftliche Literatur

TRANSÜD. ARBEITEN ZUR THEORIE UND PRAXIS DES ÜBERSETZENS UND DOLMETSCHENS

Band 74   Ralph Krüger: The Interface between Scientific and Technical Translation Studies and Cognitive Linguistics. With Particular Emphasis on Explicitation and Implicitation as Indicators of Translational Text-Context Interaction. 482 Seiten. ISBN 978-3-7329-0136-4

Band 75   Erin Boggs: Interpreting U.S. Public Diplomacy Speeches. 154 Seiten. ISBN 978-3-7329-0150-0

Band 76   Nathalie Mälzer (Hg.): Comics – Übersetzungen und Adaptionen. 404 Seiten. ISBN 978-3-7329-0131-9

Band 77   Sophie Beese: Das (zweite) andere Geschlecht – der Diskurs „Frau" im Wandel. Simone de Beauvoirs *Le deuxième sexe* in deutscher Erst- und Neuübersetzung. 264 Seiten. ISBN 978-3-7329-0141-8

Band 78   Xenia Wenzel: Die Übersetzbarkeit philosophischer Diskurse. Eine Übersetzungskritik an den beiden englischen Übersetzungen von Heideggers *Sein und Zeit*. 162 Seiten. ISBN 978-3-7329-0199-9

Band 79   María-José Varela Salinas/Bernd Meyer (eds.): Translating and Interpreting Healthcare Discourses/Traducir e interpretar en el ámbito sanitario. 266 Seiten. ISBN 978-3-86596-367-3

Band 80   Susanne Hagemann: Einführung in das translationswissenschaftliche Arbeiten. Ein Lehr- und Übungsbuch. 360 Seiten. ISBN 978-3-7329-0125-8

Band 81   Anja Maibaum: Spielfilm-Synchronisation. Eine translationskritische Analyse am Beispiel amerikanischer Historienfilme über den Zweiten Weltkrieg. 144 Seiten mit CD. ISBN 978-3-7329-0220-0

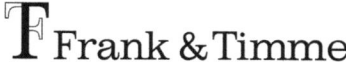

Verlag für wissenschaftliche Literatur